坂本敏郎
Toshiro Sakamoto

上北朋子
Tomoko Uekita

田中芳幸
Yoshiyuki Tanaka

編

神経・生理心理学

基礎と臨床，わたしとあなた
をつなぐ「心の脳科学」

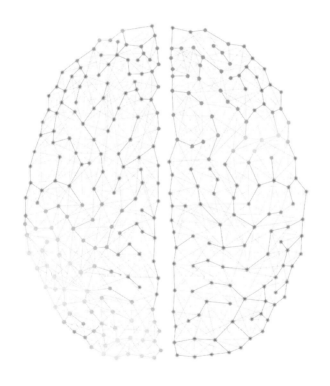

ナカニシヤ出版

はじめに

　このテキストは，公認心理師科目である神経・生理心理学の講義のために作られました。「心の生物学的基盤」を知ることは，心理臨床の現場ではたらく者にとって必須だと思います。しかし，このテキストは心理専門職を目指している学生のみを対象としているわけではありません。異なる領域を学んでいる学生や社会人として活躍している人にとっても有益な内容がたくさん含まれています。

　神経細胞の集まりが脳であり，それは身体全体にも張りめぐらされて神経系を形成しています。この神経系の情報伝達は電気信号によってなされていますが，「神経細胞にはどのように電気が流れるのでしょうか」。また，頭痛薬を服用すると痛みが軽減しますが，「化学物質である薬物が，どのように神経細胞に作用して，心の状態を変化させるのでしょうか」。このような素朴な疑問の答えは，2章，3章の神経系のしくみを学ぶことで見つかります。私たちの心のはたらきは，日常生活を送る中で多様な側面を持っています。感覚・知覚は，「心の入り口」にあたります。学習や記憶は，過去と現在の自分をつなぎとめる「心のアンカー」です。動機づけや情動は「心そのもの」と言えるでしょう。このような心のはたらきの神経機構・生理機構は，4章から7章で学ぶことができます。さらに，心の病や障害と神経系との関係，神経系のリハビリテーションについては，8章から10章で学びます。

　心と身体の関係，とりわけ，心と脳との関係には，たくさんの不思議が詰まっています。身体の内部のはたらきを，私たちは直接見ることができません。しかし，心臓は動いていますし，消化器官をはじめさまざまな臓器が意識にのぼらない形ではたらき，私たちの日常生活を支えています。また，視覚情報や聴覚情報を知覚し，言葉や運動として表現することなど，意識にのぼる心と身体のはたらきを，私たちは日々経験しています。このような心と身体のはたらきを制御しているのが脳です。もちろん脳も身体の一部であり，他の臓器からの

影響を受けています。反対に，筋力トレーニングをすると筋肉がつきますし，ピアノやスケートなどを繰り返し練習すると神経細胞同士の結びつきが強まることが知られています。私たちの心や行動は，私たちの身体や脳を制御しているとも言えるのです。「心」「脳」「身体」は常に相互に作用しながらはたらいています。

　このテキストに記述されていることは，実証的研究から明らかにされた「心と脳，身体」に関する事実です。私たちが知覚している世界は地球上にあり，地球が回転しながら太陽の周りを回っているという事実を知ると，さまざまな自然現象が説明できますし，地球や太陽について深く考えることができます。私たちは，これまでに自分の外側にあるたくさんの事実を学んできましたが，私たち自身がどのように構成されているのか，どのようなしくみでできているかについては，詳しく学んでこなかったのではないでしょうか。「心と脳，身体の関係」を学ぶことによって，その知識が身につき，自分自身や他者について深く考えることができるようになります。そうすると，「ものはどのように見えるのか」「記憶力をよくするには」「感情をコントロールするには」「健康に生きるには」など，日常生活のさまざまな側面へと応用するヒントが得られることでしょう。客観的な事実は，私たちの主観的な考えの中へとりこまれて，消化され，深い思考へと導かれていきます。この神経・生理心理学での学びを礎にして，私たちの生活がさらに豊かになることを願います。

2019 年秋　　坂本敏郎

目　　次

第1章

神経・生理心理学の研究法

 第1節　神経心理学と生理心理学

　生理心理学とは，心のはたらきや行動の生物学的基盤を実証的研究によって明らかにしようとする学問領域である（岡田他，2015）。生物学的基盤とは，脳を含む神経系，内分泌系，心臓血管系など身体内部のはたらき全般を指す。類似の領域として精神生理学がある。生理心理学と精神生理学の違いは，測定するもの，すなわち従属変数が行動であるのか生理反応であるのかという点にある。生理心理学では脳への操作を独立変数とし，行動の変化を従属変数として測定する。主に動物を対象として研究が進められており，例えば，抗不安薬を投与したラットの情動行動を測定し，薬物の効果を解析するという研究がある。一方，精神生理学では行動の変化を独立変数とし，生理反応を従属変数として測定する。主に人間を対象とした研究が行われており，例えば，計算課題を遂行している時の脳波や心拍を測定するといった研究がある。どちらも心のはたらきの生理的メカニズムを明らかにするという目的は同じであるため，広い意味で生理心理学と言ってよい。生理心理学の研究の多くは実験室で行われるため，基礎研究に分類される。

　神経心理学とは，脳の損傷によって生じた高次機能の障害の様相を，検査や実験を通じて正確に把握して患者の療育に役立てるとともに，損傷部位と言語や記憶などの高次機能の神経機構の解明を目指す学問領域である（河内，2013）。神経心理学の研究の多くは，医療現場において人間の患者を対象にして脳と精神機能との関係を検討するものであり，臨床研究に分類される。

　生理心理学と神経心理学の隣接領域を図 1-1 に示した。両者に共通の隣接領

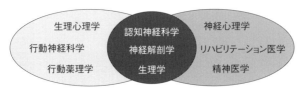

図 1-1　神経・生理心理学の隣接領域（筆者作成）

域として，生理学，神経解剖学，認知神経科学がある。これらに加え，生理心理学では行動神経科学や行動薬理学が，神経心理学ではリハビリテーション医学や精神医学が挙げられる。このように神経・生理心理学には，人間や動物を対象とし，実験室での基礎研究と医療現場での臨床研究から明らかにされた内容が含まれる。人間で見られる障害の原因を探るために動物を対象とした研究が行われ，その知見が人間の治療やリハビリテーションに活かされる。動物と人間の研究，すなわち基礎と臨床の研究は両輪で進められており，これらの知見を理解することはともに重要であると言える。また現代においては，基礎研究や臨床研究の現場では，チーム体制で仕事を進めることが多くなっている。神経・生理心理学の隣接領域の知見に興味を持つこともまた重要である。

第 2 節　神経・生理心理学の歴史

　心のはたらきと身体内の活動の関係を昔の人はどのように考えていたのだろうか。この節では，神経・生理心理学研究の歴史を簡単に紹介する。紀元前 5 ～ 4 世紀のギリシャ時代には，医学の父と呼ばれたヒポクラテス（Hippocrates）が登場する。彼は，脳が悲しみや喜びといった感情から善悪の判断にまで関わる「知能の座」であると述べた（工藤，2013）。さらに，医学を呪術や迷信から切り離し，著書である「ヒポクラテスの誓い」では医学倫理について言及した。プラトン（Platon）の弟子であったアリストテレス（Aristoteles）は，「心の座」は心臓にあり，脳は血液を冷やすための装置であると主張した。ローマ時代に入り，1 世紀前半に活躍したギリシャ人の医師であったガレノス（Glaudius, G.）は患者を注意深く観察することにより，脳は運動と感覚の中枢であると考察した。

　近世の17世紀に入ると，フランスの哲学者デカルト（Descartes, R.）が心身二元論を提唱した。デカルトは心と身体は別ものであると主張し，脳は物質であり，身体は脳の支配の下で機械的に動くと考えた。彼は「心の座」を松果体に求め，外界と心のインターフェイスとしての役割を持つと推察した。さらに，無意識的な反応としての「反射」について，その神経系を想定した。18世紀末になると，骨相学のガル（Gall, F. J.）が頭骨の形と人の特徴との関係に言及し，これが脳の局在説の先駆けとなった。19世紀に入り，ブローカ（Broca, P.）が脳の局在説を強く支持する知見を得る。彼は，言葉を理解することはできるが発話ができない患者を診断し，死後の解剖の結果より発話中枢を発見した。後に，言語の理解に関係する脳部位はウェルニッケ（Wernicke, C.）によって同定された。同じ頃，米国の鉄道建築技術者であったフィニアス・ゲージ（Phineas P. Gage）は，工事中の事故により前頭葉の大部分を破損した。彼は一命をとりとめたが，事故後に人が変わったかのように不遜な態度をとるようになり，感情の制御ができなくなったと言われている。前頭葉の機能は，現在でも神経・生理心理学において精力的に検討されている。

　19世紀から20世紀にかけて，ゴルジ（Golgi, C.）とカハール（Cajal, R. Y.）が，脳の神経細胞について論争を繰り広げた。ゴルジは独自で考案したゴルジ染色法により脳組織を観察し，神経細胞が互いに隙間を持たずつながった状態でネットワークを形成していると主張した。一方で，カハールは個々の神経細胞は互いに接触しているが，わずかな隙間（ギャップ）があると主張した。これらの論争は後に電子顕微鏡が発明され，神経細胞が互いに隙間を持ったシナプス（2章参照）として結合し，ネットワークを形成していることが明らかになることで決着がついた。神経科学の研究は20世紀以降大きく発展し，近年では数多くの知見が得られている。これは，顕微鏡や神経細胞の活動を測定する機器，脳の画像解析機器等，測定技術の発展によるところと，分子生物学や薬理学といった周辺学問領域との融合によるところが大きい。

 ## 第3節　神経・生理心理学の研究法

　神経系と心や行動との関係を明らかにするのが神経・生理心理学の研究であ

る。この節では，主に中枢神経系の脳を対象とした研究法を紹介する。生理心理学では，末梢神経や内臓器官のはたらきなど生体内の反応全般も研究対象として取り扱うため，節の後半で簡単に紹介する。

(1) 破壊法

破壊法とは，動物の脳の一部を破壊して行動の変化を調べることにより，その脳部位の機能を明らかにするという手法である。破壊の方法としては，熱破壊や薬物注入による損傷，外科手術による切断などが挙げられる。人間に破壊法を用いることはできないが，事故や脳梗塞などにより，脳の一部が機能不全を示す患者の行動の変化を調べることは，この手法の研究と類似する。

(2) 刺激法

刺激法とは，脳に刺激を与えることで脳の活動を引き起こし，その時の行動の変化を調べる手法である。脳の活動とは，神経細胞に電気が流れ，その電気信号が別の神経細胞に伝わることを言う。動物の脳に直接電極を挿入し電気刺激することやカニューレを装着し薬物を注入することで，神経細胞の活動が変化する。磁気刺激による非侵襲的な方法で局所的に脳部位の変化を引き起こすことも可能である。

(3) 記録法

記録法とは，人間や動物がある課題や行動を遂行している時に脳の活動を測定するという手法である。動物を対象とした測定法には，脳内に直接電極を挿入し，神経細胞の活動を記録する電気生理学的な方法や，脳内にカニューレを挿入し，神経伝達物質などの化学物質の量を測定するマイクロダイアリス法などがある。人間を対象とした測定法には，古くから使用されてきた脳波（EEG：electroencephalogram）の測定に加えて，近年，機能的核磁気共鳴影像法（fMRI：functional magnetic resonance imaging）や近赤外分光法（NIRS：Near-infrared spectroscopy）などの脳イメージング法の開発が進んでいる。

（4）分子生物学的方法

　分子生物学的方法とは，遺伝子工学の技術によって動物の遺伝子を操作し，発現するタンパク質の機能を変化させて行動を調べる手法である。この手法によって，特定の遺伝子を欠損した遺伝子ノックアウトマウスや特定の外来遺伝子を導入した遺伝子トランスジェニックマウスなどが作られている。例えば，特定の神経伝達物質が作成されないマウスや神経伝達物質を受け取る受容体（2章参照）が発現しないマウスなどである。この方法では目的の動物を作成するために多くの動物を交配する必要があるため，動物の数のみならず時間や場所などにも多大なコストが必要となる。しかし，実験に用いるすべての動物において同じように神経伝達物質や受容体が発現しない，もしくは過剰に発現しているため，行動と神経系の物質との関係を明らかにするには非常に優れた方法だと言える。最近はさらに発展した技術が開発されており，後の節で解説する。

（5）末梢神経や身体内の器官を対象とした研究法

　生理心理学や精神生理学の領域では，脳の活動の測定だけでなく，末梢の生理反応も測定対象になっている。心臓血管系の測定はそのうちの 1 つであり，心臓の活動は心電図を記録すること，心拍数を計測すること，指先から脈波（血管に伝わる心臓の拍動）を計測することで測定される（堀・尾崎，2017）。血液活動の測定では，血管の壁を押す圧力である血圧が用いられることが多い。呼吸器系の測定では，自発的な呼吸の回数や量が計測される。その他に，精神性の発汗を電気的に測定したものを皮膚電気活動と呼ぶ。眼球運動もまた生理心理学の研究では幅広く用いられている。眼球運動には，注視運動や文章を読む時などに眼球が小刻みに高速で移動するサッケードなどがある（堀・尾崎，2017）。瞬き反応である瞬目活動の測定には眼輪筋などが，表情の測定には各種の表情筋が筋電位として計測される。血液，尿，唾液からは，各種の生化学的指標を測定することができる。例えば，自律神経系ではアドレナリンやノルアドレナリンなどを，内分泌系ではストレスホルモンであるコルチゾールなどを，免疫系ではサイトカインなどを測定できる。ストレス刺激は自律神経系と内分泌系を介して免疫系にも影響を与えている。近年，精神神経免疫学と呼ばれる研究領域では，心のはたらきと神経系，内分泌系，免疫系の関係性を明ら

かにする研究が進んでいる（岡村他，2010）。

第4節　神経・生理学的研究の発展

(1) 電気生理学の脳研究への貢献

　脳内の神経細胞の情報伝達は電気信号であり，これらのしくみは電気生理学的手法によって明らかにされてきた。先端が1μm以下のガラスの微小電極が開発され，わずかな電位変化を捉え，それを可視化する増幅器やオシロスコープによって，単一の神経細胞の電位変化を観察できるようになった。その後，パッチクランプ法によって神経細胞にあるイオンチャネル（2章参照）の生理学的性質が明らかになった。このように，神経細胞の情報伝達のしくみの解明には電気生理学的研究が大きく貢献し，この領域が神経科学の研究をリードしてきた。海馬で発見された長期増強（Long-term potentiation：LTP）（Bliss & Lømo, 1973）や小脳で発見された長期抑圧（Long-term depression：LDT）（Ito, 1982）という現象は，神経細胞間の可塑的変化を明らかにした研究の代表例であるが（5章参照），これもまた電気生理学的手法によって得られた知見である。

(2) 融合領域としての行動神経科学

　生体の行動と脳との関係を明らかにすることに興味を持っている研究者は心理学以外の領域にも多く存在する。そのような研究はさまざまな領域，例えば生理学，薬理学，分子生物学，解剖学，心理学，認知科学などにおいて，他の領域と融合しながら学際的研究として発展してきた。そして脳内のさまざまなレベル（分子，神経細胞，シナプス，神経回路，脳領域）と生体の行動との関係を明らかにする試みがなされている（図1-2）。これらの研究領域は，行動神経科学に分類される。

　1970年以降，動物の脳内に直接微小電極や多数の電極を埋め込み，行動中の脳内活動を測定する電気生理学的研究が盛んに行われ，行動と脳内の活動の関係が明らかにされてきた。例えば，ラットの海馬内の神経細胞には特定の場所に滞在する時に活動するものがあり，それらは場所細胞と呼ばれている

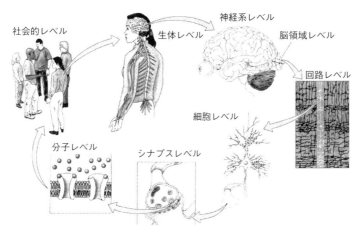

図 1-2　生理心理学研究におけるさまざまなレベル (Breedlove et al., 2010; 岡田，2018)
註：心の生物学的基盤を明らかにするため，マクロからミクロまでさまざまな研究が進められ
　　ている。

（O'Keefe & Dostrovsky, 1971）。このような研究は神経細胞レベルの研究と言えるであろう。また，神経細胞の受容体の活性を高めるような薬物（アゴニスト）や，反対に受容体の活性を阻害するような薬物（アンタゴニスト）を投与した時の行動の変化を調べる研究は分子レベルの研究と言える。

（3）分子生物学との融合研究

　前述したように，分子生物学の技術によって作成された遺伝子改変動物では，破壊実験や薬理実験をより精密に行うことができる。最近では，特定の脳領域にだけ，特定の受容体や酵素がない動物を作成することができ，これらを条件性の遺伝子改変動物と呼んでいる。また，特定の時期に遺伝子の改変を誘導するような時期特異的な遺伝子改変動物も作られている。これらの遺伝子改変動物を作成するためには多くの時間と場所を要する。ウィルスベクターを用いたRNA干渉法を用いると，特定の時期に特定の脳部位の特定の遺伝子発現を操作できるが，この手法では動物の過剰な交配は必要ない。光遺伝学（オプトジェネティクス）の手法では，特定の脳領域の神経細胞の活動を光刺激で制御することができ，従来の刺激法よりも正確に特定のニューロンだけを活動させて，

その時の行動を測定することができる（高橋，2012）。さらにゲノム編集という技術では，ゲノム（生物の遺伝情報の総体）内の特定の部位に遺伝子を追加，挿入することができ，動物の遺伝子の修正や削除が可能となる。この技術はマウスだけでなくラットなど多くの動物においてもその利用が確認されている（河合，2016）。ゲノム編集は人への新しい遺伝子治療法としても期待されており，基礎研究のみならず臨床研究においても開発が進むであろう。このように分子生物学の技術の発達には近年目覚ましいものがあり，その技術を用いて「行動を測定する」ことの重要性は高まっている。

（4）脳活動の測定法の発展

　人間を対象にした研究では，近年脳イメージング法が神経・生理心理学の発展に大きく貢献している。前述した非侵襲的な脳内活動の測定は，臨床場面で外傷や脳梗塞などで脳の一部の領域に機能障害のある患者に対して用いられるだけでなく，健常者が課題を遂行するような実験場面でも利用されている。つまり，臨床研究においても基礎研究においてもその重要性が高まっていると言える。この節では心理学研究に比較的多く使用されている，脳波，fMRI，NIRSについて，その特徴を解説する。

　脳波は頭骨全体に電極を配置して記録をとり，解析される。そのため脳の活動部位を特定することは難しい。しかし，脳の活動の時間的な推移を比較的正確に測定できる。つまり，時間分解能が高い点が特長である（堀・尾崎，2017）。刺激の入力や運動による行動の変化などの"事象"が生起した時間に関連して出現する脳の電位変化を事象関連電位（ERP：event-related potential）と呼んでいる。この指標は心理学のみならず多くの研究領域，例えばリハビリテーション学（10章参照）においても用いられている。また，睡眠と覚醒とを区別する指標にも脳波は使用されている（6章参照）（岡田他，2015）。

　fMRIは近年の脳イメージング法の中でも発展が著しいものの1つである。MRIは身体内の解剖学的な形態情報を得るために主に医療現場で用いられている。fMRIでは，MRIの技術を用いて脳活動の機能情報が測定されるため（伊良皆他，2003），医療場面だけでなく基礎研究においても用いられている。ニューロンが活動するときには酸素を消費することから，fMRIでは弱い電磁

表 1-1　主な脳活動測定法の比較 (入戸野, 2005 を福田, 2012 が改変)

	測定対象	時間分解能	空間分解能	測定の手軽さ
脳波 (事象関連電位 ERP)	脳波	◎	△	◎
機能的核磁気共鳴影像法 (fMRI)	血流量	○	◎	△
ポジトロン断層法 (PET)	血流量, 脳組織の代謝量	△	○	△
脳磁図 (MEG)	活動電位によって発生される磁界	◎	○	△
近赤外分光法 (NIRS)	血流量	○	○	○

波を頭部に投射し, 血液中のヘモグロビンによって運ばれた酸素の消費 (脱酸素化ヘモグロビンの増減) を測定する (堀・尾崎, 2017)。脳波と比較すると空間分解能が高く, 脳の活動部位の詳細を測定できる点が特長である。一方で脳全体の測定をスキャンするには 2-3 秒必要であるため, 時間分解能は脳波に劣ると考えられている。近年では多くの fMRI 研究が事象関連デザインを採用しており, 特定の行動などに関連する脳活動を明らかにする試みがなされている (堀・尾崎, 2017)。

　NIRS は安全な近赤外光を用いることと, 機器が小型であるため実験参加者の拘束が少ない点が長所である。生後 5〜6 ヵ月齢の赤ちゃんや幼児の脳活動を測定することができ (柿木, 2013), 座位, 立位, 歩行中の脳活動を測定することも可能である。NIRS では, 頭部に電極を設置し, そこから近赤外光を投射することで, その電極部位の脳内血流量を酸素化ヘモグロビンや脱酸素化ヘモグロビンの変化を指標として測定する。空間分解能も時間分解能も比較的高く, 比較的容易に測定できるため, 近年, 基礎研究で幅広く使用されている。

　この他にもポジトロン断層法 (PET : positron emission tomography) や脳磁図 (MEG : Magnetoencephalography) が脳イメージング法として用いられている。これらの脳イメージング機器を使用する研究は認知神経科学に分類され, 動物や人間の脳の活動のシミュレーションや脳の作動原理を明らかにする研究も進められている。これらの研究は計算論的神経科学やシステム神経科学と呼ばれており, 近年開発の進歩が著しい人工知能 (AI) の研究とも関連が深

い。このように現代の脳研究，神経・心理学の研究は，さまざまな研究領域と
融合，関連していることがわかる。

 ## 第5節　神経・生理心理学を学ぶ意義

　これまで見てきたように神経・生理心理学で取り扱う内容は，「心」や「行
動」と身体のはたらき，特に神経系のはたらきとの関係についてである。心の
はたらきについては，見えるものや聞こえるものといった感覚，知覚の機能(4
章)，記憶，学習，言語といった高次の認知機能（5章），渇きや飢えといった
動機づけの機能（6章），恐怖，不安，喜びといった感情の機能（7章）など，
さまざまな心的機能を取り扱う。神経系のはたらきについても，ゲノム（DNA）
の特定の塩基配列といった遺伝子レベルから，受容体や神経伝達物質といった
分子レベル，神経細胞の活動といった細胞レベル，さらに神経回路レベル，海
馬や扁桃体，前頭前皮質といった組織・器官レベルなど，さまざまなレベルか
らのアプローチが行われている。

　次章から学ぶ内容は，上述してきた方法による研究によって明らかになった
事実である。新しいことが解明されると，さらに不明なことが増えてくるとい
うのが，科学研究の興味深いところでもあり，尽きないところでもある。今後，
さらに新しい知見が増えていくということ，学んだことも新しく改訂される可
能性があることに留意しながら，次章以降を読み進めて欲しい。ヒトや動物の
身体のしくみと心の関係を理解することは，自分のためにも，他人のためにも，
社会のためにも役立つ時が必ず来るであろう。それは，自身や身近な人が罹患
した時や障害を受けた時かもしれないし，医療現場ではたらく時や，この領域
で研究を行う時かもしれない。いずれにせよ，まずは知識を得ることと，それ
を深く考察することが重要である。その結果として，自身の大切なことに役立
たせることができるようであれば，このテキストで学んだ価値は十分にあると
言えるだろう。

章末問題

（　①　）とは，心のはたらきや行動の生物学的基盤を実証的研究によって明らかにしようとする学問領域である。（　②　）とは，脳の損傷によって生じた高次機能の障害の様相を，検査や実験を通じて正確に把握して患者の療育に役立てるとともに，損傷部位と言語や記憶などの高次機能の神経機構の解明を目指す学問領域である。（　③　）とは，行動と脳の関係に焦点があてられ，生理学，薬学，分子生物学，解剖学，心理学，認知科学の融合によって発展してきた研究領域である。

　発話中枢は発見した医師の名にちなんで（　④　）野と呼ばれ，言語の理解を司る領域は（　⑤　）野と呼ばれている。

　生理心理学の研究方法として，動物の脳の一部を破壊して，その行動の変化を調べる（　⑥　）や，脳に刺激を与えることで脳の活動を引き起こし，その時の行動の変化を調べる（　⑦　），人間や動物がある課題や行動を遂行している時に脳の活動を測定する（　⑧　）がある。

　（　⑨　）の記録は脳活動の変化の時間的な推移を比較的正確に測定でき，時間分解能が高い点が特長である。脳イメージング法の中の（　⑩　）は脳活動が変化した部位を詳細に同定でき，空間分解能が高い点が長所である。動物の脳内に直接微小電極や多数の電極を埋め込み，行動中の脳内活動を測定する（　⑪　）的研究が盛んに行われ，行動と脳内の活動の関係が明らかにされてきた。遺伝子を改変された動物には，特定の遺伝子を欠損した（　⑫　）マウスや特定の外来遺伝子を導入した遺伝子トランスジェニックマウスなどがある。心臓の活動を測定するには，（　⑬　）を記録し，心拍数を計測することや，指先から（　⑭　）（血管に伝わる心臓の拍動）を計測するというものがある。眼球運動には，注視運動や文章を読む時などに眼球が小刻みに高速で移動する（　⑮　）などがある。

引用・参考文献

Bliss, T. V., & Lømo, T.（1973）. Long-lasting potentiation of synaptic transmission in the dentate area of the anaesthetized rabbit following stimulation of the performant path. *Journal of Physiology*, *232*（2）, 331–356.

Breedlove, S. M., Watson, N. V., & Rosenzweig, M. R.（2010）. *Biological psychology*（6 th ed.）. Sunderland, MA: Sinauer.

福田由紀（2012）. 言語・心理学入門　培風館

堀　忠雄・尾崎久記（監修）坂田省吾・山田冨美雄（編）（2017）. 生理心理学と精神生理学Ⅰ基礎　北大路書房

堀　忠雄・尾崎久記（監修）片山順一・鈴木直人（編）（2017）. 生理心理学と精神生理学Ⅱ応用　北大路書房

伊良皆啓治・亀井裕孟・上野照剛（2003）. fMRI による脳機能計測の基礎と問題点　計測と制御, *42*（5）, 363–367.

Ito, M., & Kano, M.（1982）. Long-lasting depression of parallel fiber-Purkinje cell transmission induced by conjunctive stimulation of parallel fibers and climbing fibers in the cerebellar cortex. *Neuroscince Letter*, *33*（3）, 253–258.

柿木隆介（2013）. さまざまな神経イメージング手法を用いた顔認知機構の解明　脳神経外科ジャーナル, *22*, 185–191.

河内十郎（2013）. 神経心理学　培風館

河合康洋（2016）. ゲノム編集技術の現状と可能性　動物遺伝育種研究, *44*, 23–34.

工藤佳久（2013）. もっとよくわかる！　脳神経科学　羊土社

入戸野宏（2005）. 心理学のための事象関連電位ガイドブック　北大路書房

岡田　隆（2018）. 生理心理学　放送大学教育振興会

岡田　隆・廣中直行・宮森孝史（2015）. 生理心理学　第 2 版　サイエンス社

岡村尚昌・津田　彰・矢島潤平・堀内　聡・松石豊次郎（2010）. 睡眠時間は主観的健康観および精神神経免疫学的反応と関連する　行動医学研究, *15*, 33–40.

O'Keefe, J., & Dostrovsky, J.（1971）. The hippocampus as a spatial map. Preliminary evidence from unit. *Brain Research*, *34*, 171–175.

高橋阿貴（2012）. 光遺伝学（オプトジェネティクス）：行動を制御する神経回路をあきらかにする試み　動物心理学研究, *62*（2）, 147–162.

第2章

神経系のしくみ

　熱いものを触って「熱い」と感じる時，嫌なことを言われて「悲しい」思いをする時，難しい内容を理解しようと「考えている」時，脳の中の神経細胞（ニューロン）は活動している。これらの心的プロセスの違いは，どのニューロンの集団が活動しているかの違いによる。ニューロンが活動している時，ニューロン内には電気信号が流れ，別のニューロンにその活動が伝わっていく。しかし，ニューロンとニューロンの間にはシナプスと呼ばれるわずかな隙間がある。この時，ニューロン間の情報伝達に重要となるのは神経伝達物質と呼ばれる化学物質である。本章では，心のはたらきの生物学的基盤である脳のはたらき，すなわち中枢神経系のはたらきに焦点をあて，(1) ニューロン内を電気信号が流れるしくみ，(2) ニューロン間を電気信号が流れるしくみ，についてわかりやすく解説する。本章の主役はニューロンであり，それを構成する軸索，イオンチャネルや受容体は，ニューロン内外を移動する各種イオンや神経伝達物質とともに電気信号が流れるしくみに重要な役割を果たしている。例えば，コンピュータの作動メカニズムを知るためには，その動力源や部品の役割を知る必要がある。脳内のニューロンのふるまいとニューロン間のつながり方を知ることは，われわれの「心のはたらき」の生物学的メカニズムを知ることと言えるであろう。

 第1節　神経系の構成

(1) 神経系の分類

　神経系は外界からの情報を身体内に伝達し，身体内の機能を維持しながら，さらに身体内から外界へはたらきかける役割を持つ。例えば，音を聞きとり，

危険な情報だと察知して，安全な場所に逃げることや，ご飯を食べた後に消化がはじまり，眠くなって身体を横にすることなどには神経系のはたらきが不可欠である。

　神経系は中枢神経系と末梢神経系に大きく分類される。中枢神経系は脳と脊髄から構成されており，この両部位に神経系の情報が集約され，これらの部位から新たな情報が発信される。末梢神経系は，体性神経系と自律神経系に分類される。体性神経系は感覚神経系と運動神経系からなり，意識にのぼる情報の伝達を担う。前述した危険な音を察知し，安全な場所に逃げるような行為に関係する。一方で自律神経系は交感神経系と副交感神経系からなり，われわれの意識にのぼることなく体のはたらきをサポートしている。人前でスピーチする前は自然に胸がどきどきするが，これは交感神経系が高まっているからである。食後にゆったりしていると消化がはじまり眠くなるのは副交感神経系のはたらきによる。解剖学の分類によると，脳から直接出力する末梢神経は12種類あり，脳神経と呼ばれている。一方，脊髄には31種類の末梢神経が出力し，脊髄神経と呼ばれている。

(2) ニューロンとグリア

　脳内には神経細胞(ニューロン)と神経膠細胞(グリア)がある。ヒトのニューロンは数千億個あるが，グリアはその10倍程度存在し，脳の体積の半分を占める（渡辺，2008）。神経系の情報伝達の主役はニューロンであり，グリアはニューロンをサポートする脇役と考えられていた。しかし，近年ではグリアは情報伝達の第2の主役とも呼ばれ，その機能の重要さは今後明らかにされていくと考えられている。

　ニューロンは，他の細胞に比べて情報の伝達に有利な形態をしており，細胞体，樹状突起，軸索の3つの部位からなる（図2-1）。細胞体には，核，ミトコンドリアや小胞体などの他の細胞と同様の細胞小器官がある。1つのニューロンの樹状突起は数千から数十万の棘突起を持ち，他のニューロンからの情報を受け取る入り口となる。軸索とは情報の出口となる1本の神経線維のことを指す。脳内の軸索は短いもので数十μm程度であり，末梢神経の軸索は長いもので1m程度である。

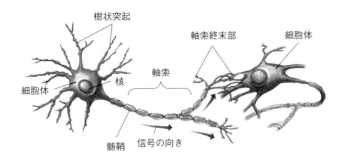

図 2-1　ニューロンの構造（Nolen-Hoeksema et al., 2014 内田監訳 2015 を改変）

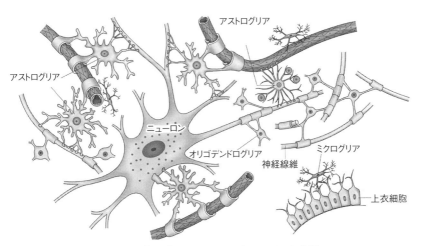

図 2-2　グリアとニューロン（竹内, 2017 を一部改変）

　グリアの主要なものは 3 種類ある。マクログリアに分類されるアストログリアとオリゴデンドログリア，そしてミクログリアである。アストログリアはアストロサイトとも呼ばれ，脳の表面を被うだけでなく，ニューロン間のつなぎ目であるシナプスや脳内の血管を取り囲んでいる（図 2-2）。ニューロンを固定する役割に加え，ニューロンと血管の栄養分の橋渡し，例えばグルコースの取り込みや神経伝達物質の再取り込みを促進する役割を持つ。最近の研究では，アストログリアにグルタミン酸や GABA（γアミノ酪酸）などの受容体が発現していることが報告されており（Schousboe et al., 2004），アストログリア自

らがグリア伝達物質を放出し，脳の活動を調節していることが示されている（Martineau et al., 2013）。オリゴデンドログリアは，ニューロンの軸索に巻きつき髄 鞘を形成している。髄鞘があることで軸索に跳躍伝導が起きる（p.18参照）。ミクログリアは脳内の至る所に等間隔で存在し，全グリアの10-20%を占める。ミクログリアは脳内で不必要になった細胞を処理するという重要な役割を担っている。この他に，上衣細胞もグリアの1つであり，脳室の壁を構成している。

 ## 第2節　ニューロン内の情報伝導

　ニューロン内の情報は電気信号によって伝わる。この節ではニューロン内の情報伝導のしくみを解説する。あるニューロンが電気信号を受け，その中を電気信号が伝わっていく時に生じる電位変化を活動電位と呼んでいる。ニューロンに電位変化が生じるのは，ニューロンの内外にイオン（Na^+やK^+など）が存在し，それらがニューロン内外に出入りすることによる。

(1) 静止膜電位

　動物の細胞には細胞膜があり，この膜を隔てて細胞の中に対する細胞外の電圧差を膜電位と呼んでいる。細胞に刺激（電気信号）が来ない安定した状態の時の膜電位を静止膜電位と呼び，生きている細胞では一般的にマイナスの値をとる。ヒトのニューロンの静止膜電位は−60mV程度であり，細胞内の電位が細胞外よりも低くなっている。ニューロンが静止膜電位の状態にある時，細胞外には Na^+，Cl^- が多くあり，Ca^{2+}，K^+，Mg^{2+} は少ない状態にある。細胞内には K^+ と有機陰イオン（A^-）が多くあり，Na^+，Cl^-，Ca^{2+} は少ない状態にある（工藤，2013）。通常，脂質でできた細胞膜は水溶性のイオンを通すことはない。しかし，細胞膜には各種のイオンチャネルが細胞膜を貫通するように存在し，ある条件のもとではそのチャネルが開きイオンが通過する。このようなイオンチャネルを膜電位依存性のイオンチャネルと言う。細胞膜にある K^+ チャネルは通常少し開いており，細胞外の K^+ が少ないために濃度勾配に従って，細胞外へ出ようとする力がはたらく。しかし，細胞の外側には Na^+ がたくさんあっ

てプラスの電荷を帯びており，電気勾配が生じるため，外に出ようとする K^+ はプラスイオンなので内側に押し戻される。こうして，ちょうどバランスがとれた電位差で平衡状態となり，K^+ の平衡電位と同じ程度の $-60mV$ で静止膜電位として保たれる。Na^+ や Cl^- もわずかに透過性を持つため，正確にはこれらの値の総和が静止膜電位となる。このようなイオン環境は Na^+-K^+ ポンプ（Na^+ を細胞外に，K^+ を細胞内に取り込むしくみ）のはたらきによる。

(2) 活動電位の発生

　ニューロンに刺激が入力される時，そのニューロンの細胞膜にある膜電位依存性のイオンチャネルがごく短い間だけ開く。このイオンチャネル内をイオンが行き来することで活動電位が発生し，電気信号が細胞体から軸索へ伝わる。この時の主役は Na^+ と K^+ である。ニューロンに刺激が入ると，1ms（1000分の1秒）のわずかな時間，細胞膜の Na^+ チャネルが開き，Na^+ が細胞内に急激に流入する。Na^+ はプラスイオンであるため，細胞内のマイナスの電位がプラス方向に変化する。その結果，細胞内の電位が $+40mV$ 程度までに急激に変化し（オーバーシュート），これを活動電位と呼んでいる（図2-3）。Na^+ の流入から遅れて K^+ チャネルが開き，K^+ が細胞外へ流出することで，上昇した電位は急激にもとの静止電位以下まで下降する（アンダーシュート）。膜電位が静

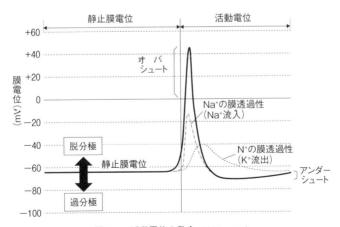

図2-3　活動電位の発生（渡辺，2008）

止電位よりプラスの方向へ変化することを脱分極，マイナスの方向へ変化することを過分極と言う。活動電位が発生した後，少しの間ニューロンが反応しない期間があり，これを不応期という。これらの Na^+ と K^+ は軸索上に高密度に分布しているので，1つの Na^+ チャネルから流入した Na^+ によって電位が発生すると，その隣の Na^+ チャネルが開き，流入した Na^+ によって電位が発生する。こうして Na^+ と K^+ が短時間に軸索上を順序よく出入りすることによって，電気信号が細胞体から軸索へと流れていく。このようにニューロン内に電気信号が流れていくこと，つまり活動電位が発生することを，ニューロンが興奮した，もしくは活動した，という。これらのイオンチャネルの作用とイオンの動きは，1章で紹介した電気生理学的手法による研究によって解明された。

(3) 活動電位の伝導

　活動電位の伝わり方にはいくつかの特徴がある。1つ目の性質はニューロン内の活動電位は樹状突起から細胞体，軸索へと一方向に移動する。しかし実験などにおいて，長い軸索のちょうど中ほどの場所で人為的に刺激を与えると，活動電位は軸索終末の方向と細胞体の方向との双方向に伝わる。このように双方向へ情報が伝わる性質を伝導と呼んでいる。2つ目の性質は全か無かの法則である。脳内のニューロンの多くは，いくつものニューロンから入力を受けている。あるニューロンに活動電位が生じるのは，そのニューロンに入力された情報（活性するものと抑制するものがある）の総和による。これらの入力の総和がある閾値以上ならば，一定の活動電位（＋40mV 程度）が発生し，閾値以下ならば活動電位は発生しない。このような法則を全か無かの法則といい，悉無律（しつむりつ）とも呼ばれている。

　3つ目の性質は跳躍伝導である。前述したように，ニューロンの軸索には，グリア細胞が形成する髄鞘と呼ばれる絶縁部分がある。中枢神経の軸索にはオリゴデンドロサイトが巻きつき，末梢神経ではシュワン細胞が巻きついて髄鞘を形成する。髄鞘のある部分は絶縁状態にあり電気信号は流れない。髄鞘と髄鞘の間はランビエ絞輪と呼ばれ，Na^+ が高密度に分布しており，その部分だけ飛び跳ねるように電気信号が伝わっていく。これを跳躍伝導と呼ぶ。髄鞘のあるニューロンを有髄神経といい，時速 350km 程度の速さで電気信号が伝わる。

髄鞘のない無髄神経になると時速3km程度になる。また，髄鞘があることで軸索に絶縁部分が多くでき，脳内で複雑に絡み合った軸索同士が短絡しないように保たれている。

第3節　ニューロン間の情報伝達

　この節ではニューロン間の情報伝達のしくみを説明する。ニューロンの軸索の終末部位は，別のニューロンの樹状突起に接続しており，この部位において電気信号が伝達される。しかし，ニューロン間の接続部位にはシナプスと呼ばれるわずかな隙間（20-30nm）がある。ニューロン同士に隙間があるのにどのように電気信号が伝わるのだろうか。このメカニズムの主役は，神経伝達物質とそれを受け取る受容体，そして各種イオンである。

（1）神経伝達物質の放出

　ニューロンに活動電位が発生し，電気信号が軸索の終末部位まで到達すると，膜電位依存性のCa^{2+}チャネルが開き，Ca^{2+}が細胞内に入ってくる。神経伝達物質は軸索終末部にあるシナプス小胞内に入っている。この小胞も細胞膜のような膜状の組織である。この膜にシナプトタグミンというタンパク質が発現し

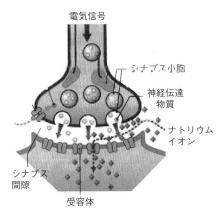

図2-4　シナプスでの情報伝達のしくみ

（池谷，2015を改変）

ており，Ca^{2+}がシナプトタグミンに結合すると，シナプス小胞の膜とシナプス前細胞の細胞膜とが膜融合し，シナプス小胞内の神経伝達物質がシナプス間隙に放出される（図2-4）。シナプス小胞から神経伝達物質が放出されるしくみには，シナプトタグミンの他いくつかのタンパク質が関与している。

(2) イオンチャネル型受容体

　イオンチャネル型の受容体は，いくつかのサブユニットで構成されて，シナプス後細胞に埋め込まれている（図2-5a）。シナプス前細胞からシナプス間隙に放出された神経伝達物質が，受容体の特定のサブユニットに結合すると，サブユニットが開きイオンを通過させる。例えばニコチン作動性アセチルコリン受容体は5個のサブユニットを持ち，アセチルコリンやニコチンが結合するとNa^+とK^+がその中央の隙間を通過する。このように神経伝達物質と結合した受容体が構造を変えることでイオンの通り道となるような受容体をイオンチャネル型受容体と呼ぶ。イオンチャネルがNa^+やK^+を選択的に通すことにより，シナプス後細胞で電位変化（興奮性シナプス後電位）が起こり，活動電位が発生する。これら一連の流れが，1つのニューロンから次のニューロンに活動電位が伝わるしくみである。脳内の多くの場所で多数のニューロンが同時に活性すると脳内の情報処理は混乱するため，ニューロンの活性を抑制するしくみも備わっている。神経伝達物質の1つであるγアミノ酪酸（GABA）は，GABAの受容体に結合するとCl^-を選択的に通す。この時，シナプス後細胞の膜電位はマイナス方向に変化し（抑制性シナプス後電位），このニューロンでの活動

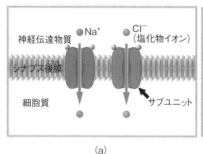
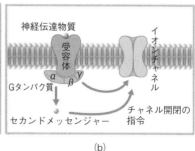

(a)　　　　　　　　　　　　　　　　(b)

図2-5　イオンチャネル型受容体（a）とGタンパク質共役型受容体（b）（坂井・久光，2011を改変）

電位の発生は抑制される，つまり電気信号が停止する。受容体とそれに結びつく神経伝達物質との関係は，鍵と鍵穴の関係にあり，特定の神経伝達物質が特定の受容体と結びつく。シナプスにグルタミン酸が放出されて電気信号が伝わるニューロンは，グルタミン酸作動性のニューロンと呼ばれている。

(3) Gタンパク質共役型（代謝型）受容体

　Gタンパク質共役型の受容体も，イオンチャネル型受容体と同様にシナプス後細胞の細胞膜に埋め込まれている（図2-5b）。受容体の外側部分に神経伝達物質が結合すると，内側にある3つのサブユニットを持ったGタンパク質が活性化することで，イオンチャネルが活性化し，細胞内にイオンが流入する。その結果，ニューロン内の電位変化が起こり，電気信号が興奮性もしくは抑制性に伝達される。Gタンパク質は細胞内の酵素を活性化させ，それがサイクリックAMPなどのセカンドメッセンジャーを作動させる。こうして細胞膜から核への細胞内の情報伝達系がはたらく。

(4) 神経伝達物質の除去

　シナプスにおいて，前細胞が神経伝達物質を放出し，後細胞の受容体でそれを受け取ることがニューロン間の情報伝達に重要であった。神経伝達物質はシナプスに放出された後，すみやかに除去されることで次の信号に備えることができる。この除去システムとして，分解酵素による伝達物質の分解やシナプス前細胞に備えられたトランスポーターからの取り込み作用がある。

(5) 神経伝達物質の種類と役割

　ニューロンの接合部位であるシナプスでの情報伝達に重要な役割を果たしている神経伝達物質は50種類以上が同定されている。1つの神経伝達物質に対して，複数の受容体を持つものが多く，さらにイオンチャネル型とGタンパク質共役型の両方の受容体を持つものもある。これらは脳の情報処理の複雑さを反映していると言える。表2-1に神経伝達物質と受容体の種類をまとめた。グルタミン酸，GABA，セロトニン，アセチルコリンは，イオンチャネル型とGタンパク質共役型の両方の受容体を持つ。カテコールアミンに分類される

表 2-1　脳における主な受容体（筆者作成）

イオンチャネル型受容体	G タンパク質共役型受容体
グルタミン酸 　　AMPA 型，カイニン酸型，NMDA 型	グルタミン酸 　　代謝型（mGlu）
GABA$_A$	GABA$_B$
アセチルコリン（ニコチン型）	アセチルコリン（ムスカリン型）
セロトニン（5-HT$_3$）	セロトニン（5-HT$_{1,2,4,5,6,7}$）
グリシン	ノルアドレナリン
	ドーパミン

　ドーパミン，アドレナリン，ノルアドレナリンは G タンパク質共役型の受容体を持つ。これらの受容体に結合して生理作用を発現する物質をアゴニストと言い，作動薬とも呼ばれている。一方，受容体とアゴニストとの結合を阻害する物質をアンタゴニストと言い，遮断薬，拮抗薬とも呼ばれている。

1）グルタミン酸

　グルタミン酸はアミノ酸の一種であり，主に受け手側のニューロンを興奮（活性化）させるはたらきを持つ。視覚系や聴覚系などの感覚神経系のニューロンではグルタミン酸は重要な役割を持つ。イオンチャネル型受容体には AMPA 型や NMDA 型受容体があり，神経ネットワークの可塑的な変化に関与し，記憶や学習に関与する（Steele & Morris, 1990）。

2）γ-アミノ酪酸（GABA）

　GABA は抑制性にはたらく伝達物質であり，脳のさまざまな部位に分布し，活性を鎮めるという重要な役割を持つ。イオンチャネル型の GABA$_A$ 受容体に作用するアゴニストは，不安や不眠の治療薬やてんかん発作の抑制剤としても使用されている。アルコールは GABA$_A$ 受容体に作用することが知られている。

3）アセチルコリン

　アセチルコリンは中枢では，覚醒や注意，記憶や学習といった知覚・認知機能に関与する。アルツハイマー型の認知症に見られる記憶障害にも関係し，アセチルコリンのはたらきを高める薬物がその治療薬として用いられている

（Etienne et al., 1996）。末梢では，イオンチャネル型のニコチン性アセチルコリン受容体は筋肉と神経との接合部位に分布し，骨格筋の活動に関与する。Gタンパク質共役型のムスカリン性受容体は副交感神経の終末に分布し，消化器系や泌尿器系などの内臓器官のはたらきに関与する。

4）セロトニン

　縫線核にセロトニン作動性のニューロンが多く存在している。セロトニンは主に情動状態を安定させる役割を持つ。うつ病の治療薬として用いられている選択的セロトニン再取り込み阻害剤（SSRI）は，セロトニントランスポーターに作用し，脳内でのセロトニンのはたらきを高める作用を持つ。睡眠や摂食行動の調整にもセロトニンは関与している（Blundell & Halford, 1998）。

5）ドーパミン

　側坐核から腹側被蓋野に至る内側前脳束のドーパミン作動性の神経は報酬系と呼ばれ，この周辺のニューロンは報酬そのものや報酬を予測する時に反応する（岡田他，2015；Schultz, 1998）。パーキンソン病の患者では，黒質でのドーパミンの合成が低下しており，治療薬としてその前駆物質であるLドーパが用いられている。

6）ノルアドレナリン

　青斑核にはセロトニン作動性のニューロンが多く存在しており，そこから脳の各部位に投射されている。ノルアドレナリンは覚醒，注意，衝動性に関係し，交感神経系ではたらく。ストレスや不安の生起にも関与していると考えられている。

 ## 第 4 節　内分泌系の情報伝達

　ヒトの身体内にはいくつかの内分泌器官があり，各種ホルモンが生成されている。ホルモンは神経伝達物質と同様に化学物質であり，身体のさまざまな場所で受容体を介してその情報を伝達する。ホルモンは主に血液によって身体中

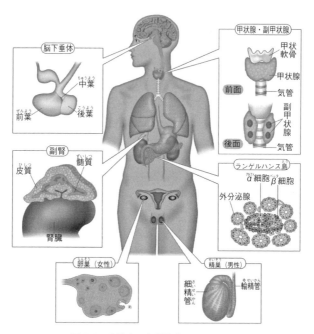

図 2-6　身体内の内分泌腺（久保，2011）

に運ばれ特定の標的細胞に作用し，生理的効果を示す。このようなホルモンによる代表的な内分泌器官は，視床下部，下垂体，甲状腺，副腎，性腺（精巣，卵巣），膵臓である（図 2-6）。

（1）視床下部と下垂体

　視床下部は，間脳の一部であり，いくつかのニューロン群（神経核）から構成されている。視床下部は内分泌系の中枢であり，下垂体前葉と下垂体後葉に異なる方法で連絡し，それらの機能を調整している（近藤他，2010）。視床下部から下垂体前葉へは毛細血管で連絡しており，これを視床下部-下垂体門脈系と言う。視床下部からこの血管を介して分泌される放出ホルモンや抑制ホルモンは，下垂体からのホルモン分泌を調節する。例えば，視床下部から甲状腺刺激ホルモン放出ホルモンが下垂体に分泌されると，下垂体から甲状腺刺激ホルモンが分泌され，甲状腺からサイロキシンが分泌される。下垂体前葉から放

出されるホルモンには，成長ホルモン，プロラクチンに加えて，内分泌器官を刺激する甲状腺刺激ホルモン，副腎皮質刺激ホルモン，性腺刺激ホルモン（卵胞刺激ホルモン，黄体形成ホルモン）がある（近藤他，2010）。視床下部にある神経分泌細胞と呼ばれる特殊なニューロンは下垂体後葉へオキシトシンやバソプレシンを投射している。神経分泌細胞はその終末部位が血管に接続しており，そこで生成された神経ホルモンは下垂体後葉に一時的に貯蔵され，視床下部のはたらきによって，全身へと放出される。

(2) その他の内分泌器官とホルモン

　ホルモンはペプチド，ステロイド，モノアミンの3種類に分類される（近藤他，2010）。松果体は間脳に位置する内分泌器官で，生体の概日リズムに関与するメラトニンを放出する。喉の下部にある甲状腺からはサイロキシンが放出され，代謝の促進や成長に重要な役割を果たす。腎臓の上に位置する副腎は髄質と皮質に分類され，副腎髄質からはドーパミン，ノルアドレナリン，アドレナリンが放出される。ドーパミンやノルアドレナリンは神経伝達物質としてもはたらく。アドレナリンは血糖値を上げる作用があり，緊急事態時には交感神経系を刺激し，闘争－逃走反応を引き起こす。副腎皮質からは，ストレスホルモンと呼ばれるグルココルチコイドが放出される。グルココルチコイドの中でも，コルチゾールは霊長類において，コルチコステロンはラットやマウスにおいて生理的作用が強いことが知られている。男性の精巣からはアンドロゲンが分泌される。アンドロゲンは男性（雄性）ホルモンの総称で，男性の第二次性徴に重要な役割を果たすテストステロンなどがある。わずかではあるがアンドロゲンは副腎からも分泌される。女性の卵巣からはエストロゲン（卵胞ホルモンの総称）とプロゲステロン（黄体ホルモン）が分泌され，女性の第二次性徴に重要な役割を果たす。膵臓からは血糖値を低下させるインシュリンが放出される。

章末問題

　脳には（　①　）とグリアの2種類の細胞があり，（　①　）は，（　②　），
（　③　），（　④　）からなっている。ニューロンに刺激が入ると（　⑤　）が
生起し，次のニューロンへと情報が伝わる。ニューロンとニューロンの接続部
位は（　⑥　）と呼ばれている。そこに（　⑦　）が放出され，（　⑧　）が
それを受け取ることにより，次のニューロンに情報が伝わる。神経系の情報は
電気信号であり，各種の（　⑨　）がニューロン内に出入りすることにより，
電気信号が伝わる。（　⑧　）には，（　⑩　）と（　⑪　）の2種類がある。
神経系とは別に血中に放出される（　⑫　）もまた内分泌系として，体内の各
部に情報を伝達する。中枢にある内分泌器官は（　⑬　）であり，（　⑭　）へ
連絡しその機能を調節する。（　⑭　）から放出されるホルモンには例えば，
（　⑮　）がある。

引用・参考文献

Blundell, J. E., & Halford, J. C. G.（1998）. Serotonin and appetite regulation. *CNS Drugs*, *9*, 473-495.

Etienne, P., Robitaille, Y., Wood, P., Gauthier, S., Nair, N. P., & Quirion, R.（1986）. Nucleus basalis neuronal loss, neuritic plaques and choline acetyltransferase activity in advanced Alzheimer's disease. *Neuroscience*, *19*, 1279-1291.

日比野英子（監修）永野光朗・坂本敏郎（編）（2012）. 心理学概論―こころの理解を社会へつなげる　ナカニシヤ出版

池谷裕二（監修）（2015）. 脳と心のしくみ　新星出版

小島比呂志（編）　大谷　悟・熊本栄一・仲村春和・藤田亜美（著）（2014）. 脳とニューロンの生理学　丸善出版

近藤保彦・小川園子・菊水健史・山田一夫・富原一哉（編）（2010）. 脳とホルモンの行動学―行動神経内分泌学への招待―　西村書店

久保鈴子（監修）（2011）. 薬理学の基本がわかる事典　西東社

工藤佳久（2013）. もっとよくわかる！　脳神経科学　羊土社

Martineau, M., Shi, T., Puyal, J., Knolhoff, A. M., Dulong, J., Gasnier, B., ...Mothet, J. P.（2013）. Storage and Uptake of d-Serine into Astrocytic Synaptic-Like Vesicles Specify Gliotransmission. *Journal of Neuroscience*, *33*（8）, 3413-3423.

Nolen-Hoeksema, S., Fredrickson, B. L., Loftus, G. R., & Lutz, C.（2014）. *Atkinson & Hilgard's introduction to psychology*（16th ed.）. Andover, MA: Cengage Learning

EMEA.（内田一成（監訳）（2015）．ヒルガードの心理学　第16版　金剛出版）

岡田　隆（2018）．生理心理学　放送大学教育振興会

岡田　隆・廣中直行・宮森孝史（2015）．生理心理学　第2版　サイエンス社

岡市廣成・鈴木直人（監修）　青山謙二郎・神山貴弥・武藤　崇・畑　敏道（編）（2014）．心理学概論　第2版　ナカニシヤ出版

Pinel, J. P. J.（2003）. *Biopsychology*（5th ed.）. Boston, MA: Pearson Fducation.（佐藤　敬・若林孝一・泉井　亮・飛鳥井　望（訳）（2005）．ピネルバイオサイコロジー——脳—心と行動の神経科学　西村書店）

坂井建雄・久光　正（監修）（2011）．ぜんぶわかる脳の事典　成美堂出版

Schousboe, A., Sarup, A., Bak, L. K., Waagepetersen, H. S., & Larsson, O. M.（2004）. Role of astrocytic transport processes in glutamatergic and GABAergic neurotransmission. *Neurochemistry International*, *45*, 521-527.

Schultz, W.（1998）. Predictive reward signal of dopamine neurons. *Journal of Neurophysiology*, *80*, 1-27.

Steele, R. J., & Morris, R. G.（1999）. Delay-dependent impairment of a matching-to-place task with chronic and intrahippocampal infusion of the NMDA-antagonist D-AP5. *Hippocampus*, *9*（2）, 118-136.

竹内京子（2017）．脳ナビ　医学教育出版社

渡辺雅彦（編）（2008）．脳神経科学入門講座　改訂版　前編　羊土社

第3章

脳の構造

　脳は神経細胞が集まってネットワークを作り，感覚や運動を調節し，記憶や思考を生み出す器官である。脳の重さは成人でおよそ 1,400g あり，その中で最も大きい領域は大脳である。大脳は脳総量の 85% を占め，その表面には多数のしわが見える。これは大きな大脳皮質が頭蓋骨内の限られた空間に押し込められたことによるもので，大脳表面のしわを脳溝，盛り上がった部分を脳回と呼ぶ。最も深い脳溝は，脳を左右に分ける大脳縦裂である。左右の脳は大脳縦裂の奥にある脳梁と呼ばれる太い神経線維の束によってつながっている。脳を後方からながめると，大脳の下部に小脳があり，さらにその下方には脳幹の一部が見える。脳幹は間脳の下方に続く中脳，橋（きょう），延髄から構成される（図3-1）。ここでは，解剖学的または機能的な区分に従って各領域の特徴を概説していく。

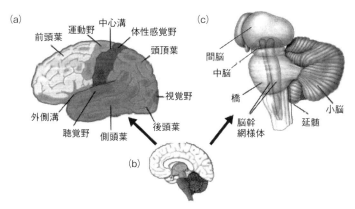

図 3-1　（a）大脳皮質の側方からの見え方　（b）断面図　（c）脳幹と小脳

（a:Nolen-Hoeksema et al., 2014 内田監訳, 2015を改変/b, c:Pinel, 2002 佐藤他訳, 2005を改変）

第1節　大脳の区分とはたらき

　大脳はその表面を覆う大脳皮質とその内部にある髄質からなる。大脳皮質にはニューロンの細胞体が層状に集まっており，色が濃く見える。このことから，大脳皮質は灰白質と呼ばれる。大脳皮質の下部は白っぽく見える。これは，大脳皮質のニューロンの軸索を取り巻く髄鞘が白色であることによるもので，この部分は白質と呼ばれる。また，中心溝と外側溝および頭頂後頭溝を基準に，前頭葉，頭頂葉，側頭葉，後頭葉の4つの領域に区分される。

(1) 層構造とブロードマンの脳地図

　大脳皮質の厚さは2.5mm程度あり，細胞体と神経線維の他，グリア細胞，血管などが含まれている。大脳皮質は6層の構造を持ち，各層は異なる形態の細胞で構成される。外側から内側に向かって，第1層：分子層，第2層：外顆粒層，第3層：外錐体細胞層，第4層：内顆粒層，第5層：内錐体細胞層，第6層：多型細胞層の順に平行に重なっている。層の厚みは，その領域がどのような機能を担うかによって異なる。感覚を担う領域では第4層が厚く，運動を担う領域では第1層から第3層が厚くなっている。20世紀初めにブロードマン（Brodmann, K.）は，同じような細胞構築を持つ領域をまとめ，脳地図を作成した。この区分はブロードマンの脳地図と呼ばれ，全部で52の領域に分けられる。番号はブロードマンが調べた順番にふられたもので，現在も研究者が特定の脳部位を指す時に用いられている（図3-2）。

(2) 機能的区分

　大脳皮質を機能的に分類すると，中心溝よりも前方に一次運動野（ブロードマンの4野），後方に一次体性感覚野（ブロードマンの3，1，2野）がある。神経学者ペンフィールド（Penfield, W.）は，一次運動野と一次体性感覚野に電気刺激を与え，どの部位を刺激すると，身体のどの部位に運動や感覚が生じるかを詳細に調べ，地図を作成した（図3-3）。一次運動野と一次体性感覚野には，平行する形で下肢，体幹，上肢，顔の順に担当領域が並んでいる。正確

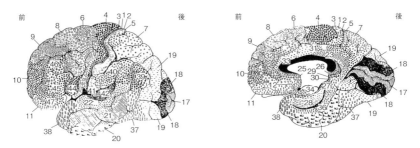

図 3-2　ブロードマンの脳地図（Brodmann, 1909 を一部改変）

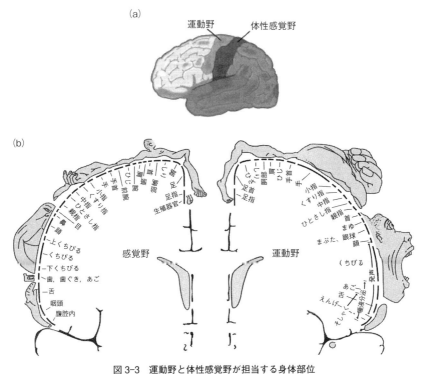

図 3-3　運動野と体性感覚野が担当する身体部位

a：運動野と体性感覚野の位置．b：皮質領域が担当する身体部位

な動きを要する部位や感覚の鋭敏な部位を担当する皮質は面積が広くなっている。

　外側溝のあたりには一次聴覚野（ブロードマンの41野）があり，大脳皮質の最も後方には一次視覚野（ブロードマンの17野）がある。これらの一次野で処理された情報は，前頭葉，頭頂葉，側頭葉，後頭葉の4領域それぞれにある連合野に送られ，各種の情報を統合するような複雑な処理が行われる。次に4領域の機能的な特徴を述べる。

1) 前 頭 葉

　中心溝よりも前方で外側溝よりも背側の領域が前頭葉である。中心溝の前方の盛り上がった領域は中心前回と呼ばれ，この部分が一次運動野である。一次運動野は意識的な計画に基づく随意運動の出力部位である。左右の一次運動野からの神経線維は，延髄の直下で交叉し，身体の反対側の筋に結合する。つまり，左の一次運動野は右半身の運動を担い，右の運動野は左半身の運動を担当する。運動野の前方の領域は運動連合野と呼ばれ，一次運動野に指令を送る。自転車に乗る，ピアノを弾くなどの複雑な運動は，運動連合野が作るプログラムによって実行される。また，この領域には口や唇の運動をともなう発話に関係するブローカ野がある。ブローカ野の損傷により，運動性失語が生じる。これは，会話や文字の内容は理解できるが，発話が流暢にできない，適切な言葉を見つけることができないなどの症状をともなう。

　前頭葉の運動野以外の部分の多くは，皮質間の情報連絡を行う領域で，前頭連合野（前頭前）と呼ばれる。前頭前野はヒトで最も発達している領域であり，人格や人間らしさにも関係する。このことは，1948年に鉄道敷設の工事現場での爆発事故により大怪我をおったフィネアス・ゲージ（Phineas P. Gage）の症例によって明らかになった。事故以前には愛想がよく，温和な性格であったが，事故後には，優柔不断できまぐれ，道徳的判断の欠如した人間になった。後に，ダマシオ（Damasio, A. R.）が，ゲージの頭蓋骨の損傷から脳の損傷部位を詳しく再分析したところ，前頭前野の中でも特に前頭葉眼窩部に損傷が及んでおり，この部位が人格に関係する部位であると考えられた。ダマシオの仮説によると，前頭葉眼窩部は自律神経活動などを通して身体から送られる信号

を受け取り，その意味を解釈し，問題解決に活かす部位である。前頭葉眼窩部は思考や推論などの高次認知処理を効率的に行う重要な部位であると考えられ，「心の理論」の基盤となる脳領域の候補とされる。

2）頭頂葉

　中心溝の後方で頭頂後頭溝までの領域が頭頂葉である。中心溝のすぐ後方に中心後回があり，この部位が一次体性感覚野である。一次体性感覚野の後方には体性感覚連合野がある。この領域では，一次体性感覚野の情報を統合して，高次の感覚情報処理を行う。この領域が損傷されると，触ったものが何であるかを理解することができない触覚失認が起きる。触覚の感度は悪くないが，触覚によって物体を同定することができないという症状である。

　また，右半球の頭頂葉を損傷した場合には，半側無視という症状が起きる。このような患者では，視覚には異常がないにもかかわらず，視界にあるものの左半分が存在しないかのような行動が生じる。例えば，時計や花を描かせると，その左半分が欠けていたり，料理の左半分を残したりする。このような視空間失認の他，身体の半分に注意を向けることができない身体失認も生じる。身体失認では，自分の身体の部位が誰のものかわからなくなったり，顔の半分しか化粧をしない，服を半分だけ着るなどの行動が起こる。

3）側頭葉

　外側溝の下方を占める領域が側頭葉である。外側溝の窪みの下方表面に一次聴覚野がある。鼓膜の振動により伝えられる音の刺激は，視床の内側膝状体という領域を経て，一次聴覚野に到達する。一次聴覚野が損傷されると，音の聞き分けができないなどの聴覚失認が生じる。一次聴覚野の下方には聴覚連合野がある。この領域が損傷されると，音を聞いても何の音かわからない，メロディーやリズムがわからないという音の認知の障害が起きる。

　左脳の側頭葉の聴覚野に隣接した領域はウェルニッケ野と呼ばれ，この領域の損傷によって，言葉の理解が障害されるウェルニッケ失語が生じる。文章を組み立てて，流暢に話ができるが，意味不明の内容となってしまうという特徴がある。簡単な指示にそって行動できないなど，言葉の理解も障害される。し

たがって，この領域は，聴覚からの入力を視覚，触覚，言語の記憶などと連合させて理解するといった音声認識の高次機能に関わると考えられている。

4) 後 頭 葉

　脳の最も後部を占める領域が後頭葉である。この領域には一次視覚野がある。眼球でとらえた視覚情報は，眼球後部の視交叉で半分だけ交叉し，視床の外側膝状体を経由して一次視覚野に入力される。一次視覚野の損傷によって，見えているという意識が生じないという状態となる。この症状は，盲視（ブラインドサイト）と呼ばれ，1970年代にヴァイスクランツ（Weiskrantz, L.）らによって詳細に検討された。患者自身は見えないという報告をするにもかかわらず，障害物をよけて歩くことができ，物の向きにあわせて手を伸ばすことができるなど，視覚に応じた動きができる。ブラインドサイトは意識にのぼらない視覚系の存在を示す現象であり，意識を理解するうえで重要な手掛かりを与えた。

　一次視覚野の前方の領域が視覚連合野である。視覚連合野の視覚情報は，側頭葉に向かう腹側経路と頭頂葉に向かう背側経路に分岐して処理される。腹側経路では見えた物体が何かを認識するのに対し，背側経路では物体がどこにあるのかを認識する。

 ## 第2節　大脳辺縁系，大脳基底核のはたらき

(1) 大脳辺縁系

　発生学的に新しい大脳新皮質に対して，古い皮質であるのが大脳辺縁系である。脳梁を包むように取り巻いているリング状の灰白質領域を大脳辺縁系と呼ぶ（図3-4）。大脳辺縁系は，中隔，帯状回，海馬傍回，海馬，歯状回，扁桃体，乳頭体などを含み，解剖学的にも機能的にも関連のある領域の情報処理システムとしての総称である。このシステムは，情動に関連する機能を担う回路として提唱されたパペッツ回路（5章参照）と一致し，特に扁桃体は情動に深く関与するとされている（7章参照）。一方，海馬は記憶に重要な領域とされている。海馬と扁桃体は連携してはたらくことが電気生理実験によって示されている（Kajiwara et al., 2003）。扁桃体と海馬傍回（海馬に隣接する領域）の

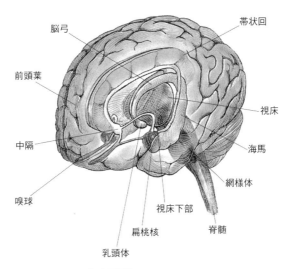

脳弓　　　　　　　　　　　　　　　　帯状回

前頭葉

視床

中隔

海馬

嗅球

網様体

視床下部

脊髄

扁桃核

乳頭体

図3-4　大脳辺縁系（Bloom et al., 2001 を改変）

どちらかに弱い電気刺激を与えても海馬に反応は起きない。しかし，同じ弱い刺激を扁桃体と海馬傍回に同時に与えると，海馬での反応が生じる。この現象は，感情をともなう記憶が定着しやすいことを反映しているのかもしれない。

(2) 大脳基底核

　大脳の深部にはニューロンの細胞体が集まり，神経核を形成している。この領域を大脳基底核と呼ぶ。大脳基底核は線条体，淡蒼球，視床下核，黒質からなる。線条体は視床を囲むように円孔をなす尾状核と，淡蒼球を覆う恰好で存在する被殻という部位を併せた領域を指す（図3-5a）。

　大脳基底核は運動機能や姿勢の制御に関わる。大脳新皮質からの運動指令を受け，スムーズな運動をするための信号として視床に伝達する。その情報は大脳皮質にフィードバックされる。大脳基底核が損傷されると，運動障害が生じる。ぎこちない動き，姿勢異常，静止時の手の震え，アテトーゼと呼ばれる手足や顔の不随意運動などが現れる。

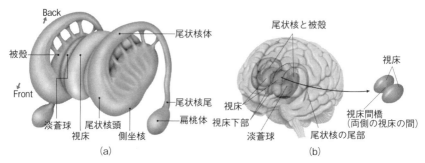

図 3-5　大脳基底核と間脳（a：坂井・久光，2014；b：Carlson，2004 泰羅・中村訳 2006）

 ## 第3節　間脳，脳幹，小脳のはたらき

（1）間　　脳

　間脳は大脳の次に大きな部位で，左右の大脳皮質の間に挟まれるように存在する。視床，腹側視床，視床上部，視床下部からなる。ここでは，特に重要な構造である視床と視床下部（図 3-5b）について解説する。

1）視　　床

　視床は間脳の後方（背側）に位置し，背側視床と呼ばれることもある。神経核がぎっしりと詰まった左右一対の卵型の構造物が，視床間橋という灰白質でつながれている。視床は感覚情報の中継点でもあり，嗅覚以外の情報は視床を介して大脳皮質へ入力される。投射する大脳皮質の機能に対応させて，視床の神経核は7つに分類されている。最も前方に位置する①前核群はパペッツ回路に含まれており，記憶や情動に関わる領域である。その両サイドに位置する②腹側核群は小脳や大脳基底核から入力を受け，運動野に投射する。中央よりには③内側核群があり，嗅内皮質や扁桃体からの入力を運動連合野に送る。その後方にある④外側核群は網膜からの入力を感覚連合野に送る。視床後方には内側膝状体と外側膝状体がある。⑤内側膝状体は内耳からの情報を側頭葉の一次聴覚野に送り，⑥外側膝状体は網膜からの情報を一次視覚野に送る。⑦網様核は他の視床核のはたらきを調節する役割を持つ。

2) 視床下部

　視床下部は視床の下方にある。視床の底部には 1 対の乳頭体があり，脳底部から確認することができる。視床下部は生命維持に関わる部位であり，その重要な役割の 1 つが自律神経系の制御である（7 章参照）。自律神経は交感神経と副交感神経に分けられる。強いストレスを感じると交感神経のはたらきが優位になり，心拍数や血圧が上昇し，闘争準備状態となる。ストレスから解放されると，副交感神経が優位になり，心拍数や血圧は低下し，リラックス状態となる。視床下部は，交感神経と副交感神経の相反する機能を調整することによって，体内の恒常性（ホメオスタシス）を保つはたらきをしている。ホメオスタシスは自律神経系だけでなく，内分泌系との連携によって保たれる。内分泌系は血中に放出されるホルモンと呼ばれる物質が，身体各部位に情報を伝えるシステムである。視床下部では，副腎皮質刺激ホルモン，甲状腺刺激ホルモン，成長ホルモン，性腺刺激ホルモンなどの分泌を制御するホルモンが作られ，これら下垂体から放出されるホルモンの量を制御している（2 章 4 節参照）。

　視床下部には，多数の細胞群（核）が存在し，さまざまな役割を担う。視床下部の前部では体内の水分量の調節を行う。また体温を上昇させるはたらきを担う。後部では逆に体温を低下させる機能を持つ。外側核は摂食中枢，腹内側核は満腹中枢と言われ，血糖値の制御を行っている。外側核を損傷した動物では，空腹であるという感覚が生じず，全く餌を食べなくなる。腹内側核を損傷すると，満腹である感覚が生じず，餌を食べ続ける。

(2) 脳　　幹

　脳幹は中脳，橋，延髄で構成されている。脳の前方または側方から見ると，中脳は大脳に潜り込んでおり，ほとんど見えないが，その下方には膨らみのある橋が見え，そこから延髄が伸びている。

　脳幹には脳と末梢を結ぶ脳神経が出入りし，網目状に神経が走っている。この部分は脳幹網様体と呼ばれる。さまざまな感覚入力は脳幹網様体を刺激し，視床を介して大脳皮質に送られる。大脳皮質からも脳幹網様体へ情報がフィードバックされる。脳幹網様体は末梢と脳との情報の往来の交通整理をしながら，睡眠リズムをコントロールしたり，意識・覚醒レベルを調整し，脳活動のバラ

ンスを保っている。以下に脳幹の各領域の役割を概説する。

1）中　　脳

　脳幹の最上部にあり，中脳の前面には大脳脚と呼ばれる神経線維の束がある。この大脳脚の内側に沿って黒く見える部分があり，黒質と呼ばれる。黒質から線条体に投射するニューロンはドーパミン作動性である。このニューロンに変性が起き，運動障害が生じるのがパーキンソン病である。

　中脳の後面には上下2対の小さな膨らみがあり，上の1対は上丘，下の1対は下丘と呼ばれる。上丘は視覚に関与し，瞳孔収縮やピントの調節などを行う。下丘は聴覚情報を内側膝状体に送る。

2）橋

　橋の前方の膨らんでいる部分は橋核と呼ばれる神経核の集まりである。この神経核は，大脳皮質からの投射を受け，小脳のはたらきを制御する。この領域はヒトで発達しており，この線維連絡により大脳と小脳が密接に連携して機能する。平衡感覚を担う前庭神経核も橋にあり，小脳と連携している。

　橋の毛様体にはノルアドレナリン，セロトニン，アセチルコリンを神経伝達物質として活動するニューロン群があり，ここを中心として大脳皮質の広範囲に軸索を伸ばし，脳の興奮や，覚醒や睡眠サイクルをコントロールする。この神経系は広範囲調節系と呼ばれる。例えば，青斑核を起点とするノルアドレナリン作動性ニューロンは，中枢系全域に広がり，学習や記憶，注意，気分などさまざまな脳の機能を調節する。縫線核を起点とするセロトニン作動性ニューロンは睡眠・覚醒サイクルを担う。

3）延　　髄

　延髄は橋の下方に続く。延髄には自律神経系の中枢がある。生命の維持に重要な中枢で，心臓血管系や呼吸，咳やくしゃみ，発声，咀嚼，嚥下，唾液分泌などに関わる。

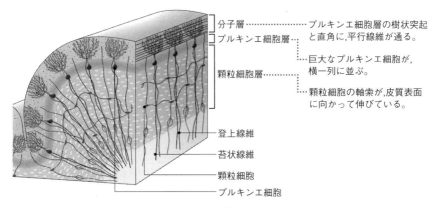

分子層 ……………………

プルキンエ細胞層 ………

顆粒細胞層 …………

プルキンエ細胞層の樹状突起
と直角に, 平行線維が通る。

巨大なプルキンエ細胞が,
横一列に並ぶ。

顆粒細胞の軸索が, 皮質表面
に向かって伸びている。

登上線維

苔状線維

顆粒細胞

プルキンエ細胞

図 3-6　小脳皮質の 3 層構造（坂井・久光. 2014）

(3) 小　　脳

　大脳の下方部に位置する小脳は, 名前のとおり大脳を小型にしたような構造物で, 脳幹と小脳脚と呼ばれる部位でつながっている。小脳皮質は 3 層構造であり, 表層から分子層, プルキンエ細胞層, 顆粒細胞層の順に重なっている（図 3-6）。プルキンエ細胞層には特に目立って大きいプルキンエ細胞が規則正しく並んでいる。小脳皮質からの出力はプルキンエ細胞のみであり, 小脳核に GABA 作動性の抑制性の情報を出力し, 運動の調整を担う。

　深部には室頂核, 球状核, 栓状核, 歯状核の 4 種類の核がある。これらの核にはいずれも小脳皮質のプルキンエ細胞からの軸索が届き, その情報は, 最も大きい歯状核から, 視床の視床外側腹側核を経由して, 大脳皮質の運動野に出力される。このような神経回路によって, 運動の学習が可能になる。

　また, 小脳は発生学的に古いものから順に, 原小脳, 古小脳, 新小脳に分けられ, それぞれの機能を担う。原小脳は内耳からの平衡感覚の情報を受け取り, 頭部や眼球の運動を制御する。古小脳は脊髄からの情報を受け取り, 姿勢を維持するための筋制御を行う。新小脳は大脳からの運動指令を受け, スムーズな運動ができるように調整するはたらきを持つ。

(4) 脊　　髄

　脊髄は脳には含まれないが, 延髄の下方に位置し, 中枢神経系に含まれる。

脊髄は直径1cmほどの脊柱管の中にあり，延髄と同じ構造を持つ。大脳皮質でプログラムされた情報が脊髄神経に伝えられる。この経路は錐体路と呼ばれ，延髄と脊髄の境目でニューロンの軸索が左右交叉して下降していく。そのため，大脳の片半球（例えば右）に障害が生じると，身体の反対側（例えば左）に運動障害が生じる。

第4節　脳の発生

(1) 個体発生と系統発生

　中枢神経の原型は神経板と呼ばれる一枚の板である。板の両端が巻き込んでくるように盛り上がり，溝になる。受精後22日目で，両端が結合して神経管が形成される（図3-7）。受精後5週で，この神経管の3か所に膨らみができはじめ，3つの脳胞ができる。前方から順に，前脳胞，中脳胞，菱脳胞と呼ばれる。その後，前脳は3つに分かれ，脳室ができる。2つの側脳室の周囲は終脳（大脳），第3脳室の周囲は間脳となる。11週頃には脳は1cmを超え，大脳皮質の体積が急激に増加する。大脳，間脳，中脳，小脳，延髄の区分が明確になっていく。誕生間近の37週になると，大脳皮質の溝や回も現れ，成人の脳と同様の完成した形ができあがる。

　進化の初期に誕生した生物の脳は単純で，原索動物の持つ神経管が中枢神経系の原型である。ヒトの胎児の脳の最初の形と同じである。進化とともに，神経管上部に大きな変化が生じ，終脳，間脳，中脳，後脳，髄脳に分化する。た

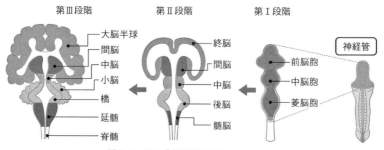

図3-7　脳の成長発達（坂井・久光，2014）

だし，進化の歴史の初期に誕生した両生類では，それらが直線的な形で並び，先端の嗅球が大きく，大脳は小さい。これと比較すると，ラットでは，大脳が発達しているが，大脳皮質の溝や回は少ない。チンパンジーの脳の形態はヒトの脳にかなり近い。このように，進化のプロセスで生じた脳の変化は，ヒトの胎児の脳の発達的変化と共通している。このことから，個体発生は系統発生を繰り返すと言われる。

(2) 大脳皮質の形成

　ヒトで最も発達している大脳皮質において，神経細胞がどのように層構造を形成するのか。妊娠した動物に放射性物質を投与し，その時に細胞分裂している細胞に標識をつける方法がある。この方法によって，どのような順序で神経細胞が皮質を形成していくかが明らかになった。神経細胞は脳室を取り囲む神経幹細胞から作られる（図3-8）。神経幹細胞の一部は脳室から垂直に伸びるグリア細胞の線維に沿って，外向きに移動していく。興味深いことに，大脳皮質の6層構造は，表面にある第1層が形成された後は，脳室に近い層から順に積み上げたように作られる。つまり，後から生まれる細胞はすでに形成された層をくぐり抜け，その上に層を作りあげていく。これをインサイドアウト様式と呼ぶ。定位置まで移動を終えた細胞は，そこで，樹状突起や軸索を伸ばし，

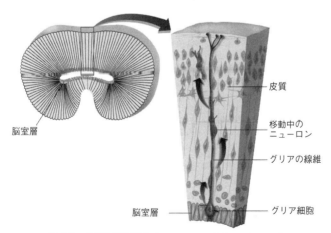

図3-8　大脳皮質の形成（Carlson, 2004 泰羅・中村訳 2006）

他の神経細胞とシナプスを作る。

(3) 生後の発達

　誕生時には脳の重さは 400g 程度であり，神経回路は未成熟である。生後 8 ヵ月齢までに盛んにシナプス形成が起こる。ターゲットの細胞に軸索を伸ばし，いったん過剰な数のシナプスが形成されるが，その後，不要なシナプスは除去される。これは，「シナプス刈り込み」と呼ばれる現象である。このプロセスを通して，10 歳頃には脳重量やシナプス密度が成人の脳と同じ程度まで発達する。ニューロンは細胞分裂することはなく，20 歳以降は 1 日 10 万個程度が死滅していく。生体脳では，ニューロンの数は減少するのみと考えられていたが，近年，海馬などで新たなニューロンが生まれることが明らかになった。この神経新生（ニューロジェネシス）と記憶や感情制御との関連について研究が進められている。

　生後の脳の発達には環境要因が大きな影響を与える。ネコの視覚野の発達に関する実験は有名である。生後 3 週齢のネコの片目を縫合して，数ヵ月間視覚刺激が入らないようにすると，縫合した目に視覚刺激を与えても，一次視覚野の神経細胞が反応しなくなる。また，ネコを生後 2 週齢から 5 ヵ月齢まで縞模様だけの空間で飼育すると，縦向きの棒には反応するが，横向きの棒を無視するようになる。視覚野の細胞もこれに応じた反応をする。これらの実験結果は，脳の発達の臨界期の存在を示唆するものである。その他，豊かな環境が樹状突起の成長を促進させることや，生後間もない母子分離や社会的隔離によって，神経成長が妨げられることがげっ歯類の研究によって明らかになっている。

章末問題

1．中心溝よりも前方で外側溝よりも背側の領域を（　①　）と呼び，中心溝の前方の盛り上がった部分が（　②　）である。
2．（　③　）には一次視覚野がある。この領域の損傷によって，視力は正常であっても，見えているという感覚が生じない，（　④　）と呼ばれる状態となる。

3．感覚入力は（　⑤　）を刺激し（　⑥　）を介して大脳皮質に送られる。

4．脳梁を包むように取り巻いているリング状の灰白質領域を（　⑦　）と呼び，情動や記憶を担うシステムとされる。

5．（　⑧　）は線条体，淡蒼球，前障からなり，運動機能や姿勢の制御に関わる。

6．小脳皮質は3層構造，大脳皮質は（　⑨　）であり，大脳皮質は（　⑩　）と呼ばれる順序に形成される。

引用・参考文献

Bloom, F. E., Nelson, C. A., & Lazerson, A.（2001）. *Brain, mind, and behavior*（3rd ed.）. New York : Worth Publishers.（中村克樹・久保田競（監訳）（2004）. 新・脳の探検　下―脳から「心」と「行動」を見る　講談社）

Brodmann, K.（1909）. *Vergleichende Lokalisationslehre der Großhirnrinde*. Leipzig: Verlag von Johann Ambrosius Barth.

Carlson, N. R.（2004）. *Physiology of behavior*（8th ed.）. Boston: Allyn & Bacon.（泰羅雅登・中村克樹（監訳）（2006）. カールソン神経科学テキスト：脳と行動　丸善）

日比野英子（監修）　永野光朗・坂本敏郎（編）（2018）. 心理学概論―こころの理解を社会へつなげる　ナカニシヤ出版

石浦章一（1999）. わかる脳と神経　羊土社

Kajiwara, R., Takashima, I., Mimura, Y., Witter, M. P., & Iijima, T.（2003）. Amygdala input promotes spread of excitatory neural activity from perirhinal cortex to the entorhinal-hippocampal circuit. *Journal of Neurophysiology*, *89*, 2176–2184.

Nolen-Hoeksema, S., Fredrickson, B. L., Loftus, G. R., & Lutz, C.（2014）. *Atkinson & Hilgard's introduction to psychology*（16th ed.）. Andover, MA: Cengage Learning EMEA.（内田一成（監訳）（2015）. ヒルガードの心理学　第16版　金剛出版）

岡市廣成（1995）. 行動の生理心理学　ソフィア

岡市廣成・鈴木直人（監修）　青山謙二郎・神山貴弥・武藤　崇・畑　敏道（編）（2014）. 心理学概論　第2版　ナカニシヤ出版

Pinel, J. P. J.（2003）. *Biopsychology*（5th ed.）. Boston, MA: Pearson Education.（佐藤敬・若林孝一・泉井　亮・飛鳥井　望（訳）（2005）. ピネルバイオサイコロジー―脳―心と行動の神経科学　西村書店）

坂井建雄・久光　正（監修）（2014）. ぜんぶわかる脳の事典　成美堂出版

第4章

感覚・知覚・運動系

 第1節　視　覚　系

(1) 視覚刺激の特性

　視覚刺激（光）は，サインカーブ調の周期を持ったエネルギーの波として記述できる。波の周期的な長さを波長，1秒あたりの波の数を周波数（単位は Hz），波の山と谷の差を振幅と言う。ヒトが感受できる光（可視光）は，380～780nm の波長範囲にある光刺激であり，波長によって知覚される色が異なる（図4-1）。

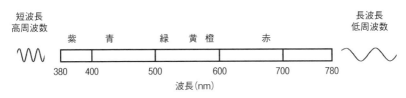

図4-1　ヒトにおける可視光の波長範囲（筆者作成）

(2) 眼球の構造

　ヒトの眼球は図4-2のような構造をしている。眼に入射した光は，角膜，水晶体，硝子体（ガラス体）を通過して網膜（retina）に到達する。視覚の受容細胞である視細胞は網膜内に存在する。水晶体の前面は，中央部を除いて虹彩に覆われており，光はこの中央部から眼球内に入る。この通過孔を瞳孔といい，微弱な明るさの光に対して拡大し，強い光に対して縮小する。

　眼は，物体から放出あるいは反射された光線を集め，網膜上に焦点を合わせ

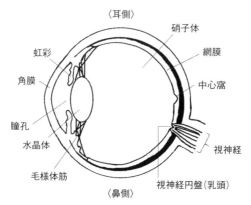

〈耳側〉

硝子体

虹彩

網膜

角膜

中心窩

瞳孔

水晶体

視神経

毛様体筋

視神経円盤（乳頭）

〈鼻側〉

図4-2　ヒトの眼の水平断面図（筆者作成）

て像を形成する。眼に入る光を屈曲させて網膜上に鮮明な像を得るには，水晶体による遠近調節が重要となる。視対象が近くにあると，1点から出る光線群が発散するため，網膜上で収束させるには大きな屈折力が必要となる。水晶体を取り囲む毛様体筋が収縮すると，水晶体が厚い球状になり，大きな屈折力が得られる。遠くの対象を見る場合には，毛様体筋の弛緩により水晶体が屈折力の小さい平べったい形状になる。これにより，対象の遠近にかかわらず，鮮明な像を網膜上に得ることができる。

(3) 網膜の構造

　視細胞は網膜の神経細胞層の奥に存在しており，網膜に到達した光は神経細胞層を通過して視細胞に至る。網膜の中心部は中心窩（fovea）といい，厚さが最も薄く，凹みになっている。中心窩では，光が視細胞に至るまでに経由する細胞層が薄くなるため，最も高い視力で対象を見ることができる。中心窩で対象を見ることを中心視と言い，周辺の網膜で見ることを周辺視野と言う。

　光刺激は視細胞で神経情報としての電気信号（膜電位の変化）に変換される。視細胞には，杆体（桿体；rod）と錐体（cone）の2種類がある。光感受性は杆体の方が高く，暗い環境では杆体が主に機能する。一方，色彩に対する感受性を持つのは錐体のみであり，明るい環境では主に錐体が視覚に関わる。杆体

の数は錐体よりもはるかに多く，ヒトの網膜では，杆体が約1億個に対して錐体は600万個程度とされる。これらは網膜上の密度分布も異なり，中心窩には杆体が存在せず，視細胞は錐体のみが存在する。一方，周辺部では杆体の割合が錐体よりも高い。そのため，中心視野では色彩に対して敏感になり，周辺視野では明るさに対して敏感になる。

（4）網膜における情報処理

　網膜における視覚情報の直接的な経路は，視細胞から双極細胞を経て神経節細胞（ganglion cell）に至る経路である。これらは，水平細胞とアマクリン細胞によって補助的な影響を受ける。神経節細胞から伸びる軸索が視神経となり，網膜細胞層の手前側を走行し，視神経円盤（乳頭）にまとまって眼球の外に出る。この部分は視細胞が存在せず光を受容できないため，盲点と呼ばれる。

　視細胞は，細胞内に存在する視物質（感光色素）における光化学的反応をきっかけに光刺激を神経情報（膜電位の変化）に変換する。視物質はオプシン（光受容体タンパク質）の一種であり，光の吸収によって活性化される。杆体にある視物質をロドプシン（rhodopsin）と言う。錐体は光の波長に対する感受性の異なる3種類の視物質のいずれかを持っている。それぞれ，短（約420mm），中（約530mm），長波長（約560mm）に最大の反応を示すことから，S錐体，M錐体，L錐体と呼ばれる。知覚される色名で表すと，青，緑，赤となる。これら3種類の錐体のはたらきによって，私たちは多彩な色の違いを知覚することができる。一方，杆体の視物質は1種類しかなく，色彩の感受性を持たない。しかし，1個の杆体が持つ視物質の数は錐体よりも多く，光に対する感受性は杆体のほうが高くなる。そのため，暗所では杆体だけが機能し，明所では主に錐体が視覚に関わる。

　網膜における神経節細胞の数は約100万個とされ，これは視細胞の100分の1程度である。そのため，1個の神経節細胞は多数の視細胞からの影響を受けることになる。視覚系のある1個のニューロンが視細胞からの情報を受けて処理する網膜上の範囲を受容野（receptive field）と言う。神経節細胞は光刺激への応答性によって，オン中心型オフ周辺型とオフ中心型オン周辺型に分けられる（Kuffler, 1953）。オン中心型オフ周辺型は，受容野の中心部を光刺激す

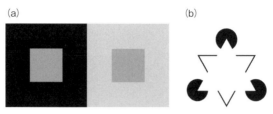

図4-3　(a) 明るさの対比，(b) 主観的輪郭の例（筆者作成）

ると神経応答（活動電位の発火）し，周辺部を光刺激すると神経応答が抑制される。オフ中心型オン周辺型はその逆の応答を示す。受容野内を同じ明るさで一様に光刺激しても中心部と周辺部の反応が相殺されて神経応答はほとんど見られず，中心部と周辺部で明るさに差異がある場合に神経応答が大きくなる。図4-3aに示した左右の小さな四角形を見比べると，左の方が右よりも明るく（薄く）見えるが，実際はこれらの明度は全く同じである（周囲の四角形を隠して見るとわかる）。対象の周囲が暗いと，明るい場合に比べて対象が明るく見える。このような明るさの対比を強調する処理が網膜の段階で行われている。このようなしくみは側抑制と呼ばれる。また，神経節細胞には色に特異的な応答を示すものもある。赤-緑系の神経節細胞は，受容野中心部を赤色の波長範囲で光刺激すると神経応答し，周辺部を光刺激すると応答が抑制される。一方，緑色の光刺激には正反対の応答を示す。また，黄-青系の神経節細胞も存在する。これらの色特異的な神経節細胞によって2対の反対色系の情報が処理される。

(5) 視覚伝導路

　網膜からの視覚情報は，視床の外側膝状体（lateral geniculate nucleus；LGN）を経て，大脳皮質の一次視覚野（visual area 1；V1）に送られる（図4-4）。左右の眼球から出た視神経は合流して視交叉を形成する。視交叉では，各眼球における鼻側網膜の視神経だけが対側に交叉する（半交叉）。左視野は右眼の耳側網膜上と左眼の鼻側網膜上に結像される（図4-4中の黒色矢印）ため，左視野の視覚情報はすべて対側である右半球のLGNに送られる。一方，右視野の視覚情報（図4-4中の灰色矢印）は左半球のLGNに送られる。視交

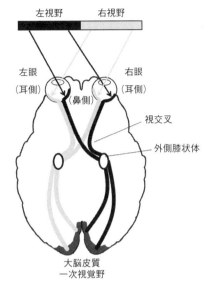

左視野　　右視野

左眼
（耳側）
（鼻側）
右眼
（耳側）

視交叉

外側膝状体

大脳皮質
一次視覚野

図 4-4　網膜から大脳皮質の一次視覚野までの視覚伝導路の模式図（筆者作成）

又から LGN までの軸索線維を視索と言う。LGN から伸びる軸索線維は視放線と言い，そのまま同側の V1 に投射する。ヒトの V1 は後頭葉の後部に存在し，有線皮質（striate cortex）とも呼ばれる。網膜上で近接する視細胞は LGN や V1 でも近接するように投射する。この性質を網膜部位局在と言う。

　V1 のニューロンは刺激選択性の性質を持っており，刺激の属性によって神経応答の頻度が異なる。V1 の次に視覚情報が処理される二次視覚野（V2）のニューロンは，主観的輪郭（実際は存在しないところに知覚される輪郭線；図 4-3b）にも応答を示す。さらに高次の領域になると，受容野は大きくなり，刺激選択性が複雑になる。V2 より先の視覚経路は，頭頂葉に至る背側路（dorsal stream）と側頭葉に至る腹側路（ventral stream）に分かれる。背側路は，物体の動きの知覚や視覚による運動の制御に関わっており，腹側路は物体の複雑な形状の認識に関わる。

第2節　聴覚系

(1) 聴覚刺激の特性

　聴覚刺激（音）は空気圧の振動であり，光と同様に，サインカーブ調の周期を持った波（音波）として記述できる。音波の周波数は音の高さの知覚と密接に関わっており，周波数が高いほど高音として知覚される。ヒトの可聴周波数範囲は約 20～20,000Hz とされるが，個人差が大きく，加齢にともなって可聴範囲が狭くなる。音波の振幅（音圧）は音の強度（単位は dB）として表現されるが，強度が同じであっても周波数が異なると知覚される音の大きさは異なる。

(2) 聴覚器官（耳）の構造と機能

　耳は，外耳，中耳，内耳の3領域に分けられる（図 4-5a）。音波の振動は，外耳や中耳で増幅されて内耳まで伝わる。

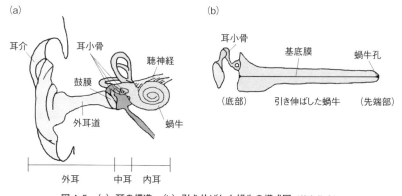

図 4-5　(a) 耳の構造，(b) 引き伸ばした蝸牛の模式図（筆者作成）

　外耳まで伝わってきた音波は耳介で集められ，外耳道を通って鼓膜を振動させる。鼓膜の振動は，中耳にある3つの耳小骨（ossicle）のはたらきにより増幅されて内耳の蝸牛に伝わる。3つの耳小骨は鼓膜側から順に，ツチ骨（槌骨），キヌタ骨（砧骨），アブミ骨（鐙骨）と呼ばれる。

　内耳は，蝸牛（cochlea）と前庭器官（三半規管および耳石器）で構成され

るが，聴覚に関わるのは蝸牛のみである。蝸牛は細い管が螺旋状に巻いた構造をしており，内部はリンパ液で満たされている。蝸牛内は長軸方向に基底膜が張っており（図 4-5b），基底膜上にコルチ器（organ of Corti）が存在する。コルチ器内の有毛細胞（hair cell）が聴覚の受容細胞となる。耳小骨から蝸牛に振動が伝わると，蝸牛内のリンパ液が揺らされ，基底膜に波状の歪みが発生し，底部から先端部に向かって進行する。基底膜の歪みが大きくなると，コルチ器が上を覆う蓋膜に近づいたり離れたりする。蓋膜はコルチ器の有毛細胞の繊毛（不動毛）の先端と接触している。基底膜の歪みに応じて繊毛が屈曲され，その方向に依存して有毛細胞に電位変化（脱分極）が生じる。後述するように，基底膜底部の有毛細胞は高周波数帯に，先端部の有毛細胞は低周波数帯にそれぞれ反応して音情報が処理される。

(3) 聴覚伝導路

　聴覚情報は，感覚受容器から多数の神経核を経由して大脳皮質に伝わる（図4-6）。コルチ器の有毛細胞は蝸牛内に細胞体を持つニューロン群とシナプス結合している。このニューロン群の軸索線維が聴神経となり，脳内に入り，同側にある延髄の蝸牛神経核に投射する。蝸牛神経核からの神経線維は分岐して同側および対側にある延髄の上オリーブ核に投射する。そこから，中脳の下丘，視床の内側膝状体（medial geniculate nucleus；MGN）を経て大脳皮質の一次聴覚野に神経情報が送られる。ヒトの一次聴覚野は側頭葉に存在する。

　聴覚系のニューロンの多くは，音の周波数に対して感受性を持つ。音の振動にともなって蝸牛基底膜上を進行する波は，周波数が高いほど基底膜の底部側で，低いほど先端部側で最大振幅を示す（Békésy, 1960）。振幅が大きいほど，周辺の有毛細胞の多くが脱分極し，聴神経における活動電位の発火頻度が大きくなる。そのため，それぞれの聴神経は限られた範囲内の周波数だけに応答する。聴神経と接続する蝸牛神経核の各ニューロンは，最大の発火頻度を起こす周波数に対応して低周波数帯から高周波数帯にかけて地図のように配列されている。これを周波数部位局在といい，MGN や大脳皮質一次聴覚野にも同様に見られる。ただし，周波数部位局在には非常に低い周波数（約 200Hz 以下）の音に応答するニューロンが含まれないため，低周波数帯の音に関する情報処

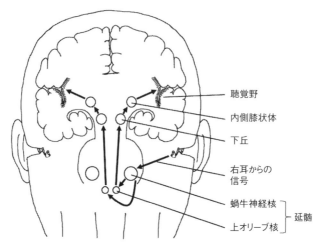

図4-6　耳から大脳皮質聴覚野までの経路（頭部を後方から見た断面図）
（Lindsay & Norman, 1977 を基に作成）

理には，ニューロンの発火のタイミングが重要となる。聴覚系のニューロンは，音波が周期的な波の一定の点にある時だけに活動電位を発火させるといった，位相固定という性質を持っている。位相固定は可聴域の中でも低い周波数帯（約4kHz以下）の音波において見られる。位相固定されたニューロンの発火頻度は音の周波数と同じになるため，これにより周波数を特定することが容易となる。

 ## 第3節　嗅覚系・味覚系

（1）嗅覚刺激と味覚刺激の特性

　嗅覚と味覚は化学感覚系としてまとめられる。嗅覚刺激は空気中に発散された揮発性の化学物質であり，匂い物質と呼ばれる。味覚刺激は水あるいは唾液に溶解性を示す化学物質であり，味物質と呼ばれる。図4-7に嗅覚や味覚の受容に関わる鼻腔や口腔の断面図を示した。

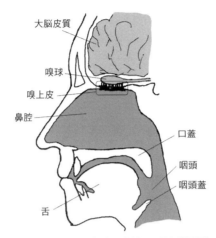

図 4-7　鼻腔や口腔の断面図（頭部を左側から見た断面図）（筆者作成）

（2）嗅　　覚

　嗅覚は空気中の匂い物質が鼻腔内の嗅上皮（olfactory epithelium）に吸着することによって感じられる。嗅上皮は，鼻腔の天井部分に存在する薄い細胞層であり，その中に嗅細胞（嗅受容細胞）が存在する。匂い物質は 2 種類の経路で鼻腔内に取り込まれる。鼻を通して呼吸することによって空気中の匂い物質が外鼻孔（いわゆる鼻の穴）から鼻腔に入る経路と，食物の咀嚼中に食物を発生源とする匂い物質が口腔の奥から咽頭を通って鼻腔に入る経路である。私たちがしばしば風味として知覚する味体験の多くは，後者の経路による嗅覚が味覚と相互作用することによってもたらされる。

　嗅細胞は数本の繊毛を嗅上皮の表面の粘膜層内に伸ばしている。匂い物質はこの粘膜層に吸着することで嗅細胞に到達する。嗅細胞の寿命は数週間程度であり，新しく再生された細胞と絶えず入れ替わっている。嗅細胞は，視覚系の視細胞や聴覚系の有毛細胞と異なり，自らが軸索を中枢まで伸ばして嗅覚情報を伝える。嗅細胞の軸索は嗅神経となって嗅球（olfactory bulb）の中に入る。嗅球には糸球体（glomerulus）という球状の構造があり，嗅細胞の軸索はここで二次嗅覚ニューロンである僧帽細胞とシナプス結合する。同じ嗅覚受容体を発現している嗅神経は同一の糸球体に収束して投射している（Mombaerts,

2006)。二次嗅覚ニューロンから伸びる軸索線維は嗅索と言い，嗅皮質と総称される広範な皮質領域に直接投射している。それらの領域から，扁桃体や視床下部，眼窩前頭皮質といった脳領域に嗅覚情報が伝わる。

(3) 味　　覚

　味には5種類の基本味（甘味，塩味，苦味，酸味，うま味）がある。これらは，知覚的に他と明らかに異なる味であり，分子生物学的・神経生理学的にも独立していることが確かめられている。唐辛子（カプサイシン）による辛味や茶（タンニン）による渋味も味として知覚されるが，いずれも痛覚（体性感覚系）の一種であり，厳密には味覚ではない。

　舌の表面には乳頭という小さな突起が広く分布しており，それぞれに味蕾（taste bud）が存在する。味蕾の中に多数の味細胞（味受容細胞）が蕾のような形状で並んでいる。味細胞は舌の他に，軟口蓋，咽頭，咽頭蓋にも存在する。味細胞は，甘味，苦味，うま味のいずれかに特異的に作用する味覚受容体を持っており，対応する味物質が結合すると，細胞内シグナル系が活性化して脱分極する。塩味と酸味の場合，塩の主成分である Na^+ や酸によって放出される H^+（プロトン）がイオンチャネルを透過することで味細胞が脱分極する。

　味細胞は味蕾の底部で味覚神経とシナプス結合している。味覚神経は3種類の脳神経を通って脳に到達する。舌の前部3分の2からは鼓索神経（顔面神経から分岐），舌の後部3分の1からは舌咽神経，咽頭や咽頭蓋からは迷走神経が伸びている。これらは一束にまとめられ，延髄の孤束核(nucleus of the solitary tract）に投射する。孤束核からは，視床の後内側腹側核を経由して大脳皮質の一次味覚野に至る。ヒトの一次味覚野は，島皮質前方部と前頭弁蓋部に位置する。一次味覚野は眼窩前頭皮質（二次味覚野）に直接投射しており，ここで嗅覚や体性感覚（食感）のような食物の持つ味覚以外の感覚情報と統合される。一次味覚野からは扁桃体（情動に関わる）や視床下部（摂食行動の調節に関わる）にも味覚情報が伝わる。

第 4 節　体性感覚系

(1) 体性感覚とは

　体性感覚系には皮膚感覚と深部感覚が含まれる。皮膚感覚は，皮膚が外部から刺激を受けて感じられる感覚であり，触覚や圧覚，温度感覚などが含まれる。深部感覚は，全身の骨格筋，腱，関節に加わる刺激によって感じられる自己の身体運動，身体位置，抵抗，重量などの感覚であり，自己受容感覚や固有感覚とも言う。痛覚（侵害受容）も体性感覚系に分類される。

　皮膚感覚の中でも，触覚と圧覚をまとめて機械的感覚と言う。触覚は物が皮膚に接触した時に感じられる一過性の感覚体験であり，圧覚は皮膚に圧力が加えられている時に感じられる比較的持続的な経過性の感覚体験である。

(2) 機械的感覚（触・圧覚）の受容器

　ヒトの身体表面は皮膚で覆われているため，皮膚感覚の受容器は全身に広く分布している。皮膚に存在するパチニ小体（Pacinian corpuscle），ルフィニ小体（Ruffini corpuscle；あるいは，ルフィニ終末　Ruffini ending），マイスナー小体（Meissner corpuscle），メルケル盤（Merkel cell）が機械的感覚の受容器（機械受容器）となる。各受容器の内部には末梢神経系の一次求心性ニューロン（感覚ニューロン）の末端が侵入しており，その軸索を伝って神経情報が中枢神経系に送られる。各求心性ニューロンが神経応答する皮膚上の範囲（受容野）は機械受容器の種類によって異なる（Vallbo & Johansson, 1984：図 4-8）。手のひらの場合，マイスナー小体とメルケル盤は数ミリメートルほどの小さな範囲の受容野を持つ。一方，パチニ小体やルフィニ小体は，指全体や手のひらの半分ほどの大きな受容野を持つ。機械受容器は，刺激に対する反応の持続性（順応速度）も多様である。皮膚の受容野に一定の刺激を与えると，メルケル盤とルフィニ小体は順応が遅く，長時間刺激しても持続的に応答する。そのため，経過性の感覚である圧覚に関わるとされる。一方，マイスナー小体は順応が比較的速く，刺激に対してすばやく応答するが，刺激が長時間続くとやがて応答しなくなる。そのため，触覚の受容器とされる。パチニ小体の順応は

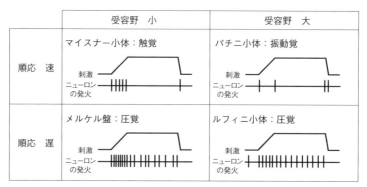

図 4-8　機械受容器の受容野の大きさと順応の速さ
(Vallbo & Johansson, 1984 を基に作成)

非常に速く，振動する刺激の感受に関わるとされる。

(3) 機械的感覚（触・圧覚）の伝導路

　機械的感覚の神経情報は，末梢神経系の一次求心性ニューロンを通して中枢神経系に伝わる。顔面や頭部を除く身体部位では，脊髄神経が一次求心性ニューロンとなる。脊髄神経は同側の脊髄を上行し，脳幹（延髄の後索核）に投射する。そこで交叉して対側の視床の後腹側核を経由して大脳皮質の一次体性感覚野に神経情報が入力される。一方，顔面や頭部の皮膚感覚における一次求心性ニューロンは三叉神経である。三叉神経から，同側の脳幹（橋），交叉して対側の視床を経て，大脳皮質の一次体性感覚野に至る。

　一次体性感覚野は頭頂葉の中心後回（中心溝のすぐ後）に位置する。一次体性感覚野は体部位局在（体部位再現）を示し，皮質の局所部位と身体の各部位に一対一の対応関係が見られる（Penfield & Rasmussen, 1950）。ただし，各皮質部位の範囲は対応する身体部位の大きさとは一致せず，口唇部や手指といった感受性の高い部位が大きな範囲を占めている。

(4) 痛覚（侵害受容）

　痛覚とは，生体の外部や内部から受ける侵害性刺激によって侵害受容器が反応することによって生じる感覚である。多くの場合，痛みという主観的な感覚

をともなうが，侵害受容器の反応が必ずしも痛みを生じさせるわけでない。そのため，痛覚は侵害受容（nociception）とも呼ばれる。侵害性刺激には，強い機械的刺激（針が刺さる，皮膚をつねられる），極端な高温や低温などがある。

　痛覚の感覚点（痛点）に存在する自由神経終末（特別な構造を持たないニューロン末端）に侵害受容器がある。侵害受容器は，皮膚以外にも，脳を除く，身体のあらゆる組織（骨や筋肉，内臓器官を含む）に分布する。侵害刺激を受けると，傷ついた細胞によって放出される物質が周囲の侵害受容器の受容体に結合する。これにより，侵害受容器は脱分極し，活動電位を発火させる。免疫系の一種である肥満細胞が外部からの物質に反応して放出するヒスタミンも侵害受容器を刺激する。唐辛子に含まれるカプサイシンも侵害受容器を刺激し，口腔内に呈示された場合には辛味として知覚される。

　痛覚の神経情報を伝導する一次求心性ニューロンには，有髄神経のものと無髄神経のものがある。2章で学んだように，有髄神経は無髄神経と比べて伝導速度が速いため，侵害刺激を受けてから中枢神経系に伝わるまでにかかる時間が異なる。これにより，刺痛（一次痛覚，速い痛み）と鈍痛（二次痛覚，遅い痛み）の2種類の痛みが体験される。刺痛は侵害刺激を受けてからすぐに感じられる局所的な鋭い痛みであり，刺激がやめば急速に弱まる。これに続く痛みが鈍痛であり，痛む箇所が不明瞭な痛み（ジーンとくる痛み）が比較的長く経験される。

　痛覚の神経情報は，機械的感覚と異なる経路で大脳皮質に伝わる。侵害感覚の一次求心性ニューロンは脊髄内でシナプス結合する。二次求心性ニューロンは脊髄の段階で交叉して対側の脊髄を上行し，視床を経て，大脳皮質の一次体性感覚野（中心後回）に至る。

第5節　運動系

（1）随意運動と不随意運動

　運動の実行には大脳皮質の広範な領域が関与しているが，最終的な運動出力の起点となるのが一次運動野である。ヒトの一次運動野は中心前回に位置しており，一次感覚野のような体部位局在を示す。特に，口や手指のような複雑な

動作ができる身体部位は大きな範囲を占めている。

(2) 運動系の下行経路

　脳からの運動出力はさまざまな経路によって脊髄の運動ニューロンに伝えられる。主要な経路は皮質脊髄路と呼ばれる大脳皮質（主に一次運動野）からの直接的な経路であり，随意運動の制御に関わる。皮質脊髄路では，大脳皮質から伸びる軸索が延髄錐体（延髄の腹側表面にある膨大部）で交叉して対側の脊髄を下行し，骨格筋に伸びる運動ニューロンとシナプス結合している。この経路は，錐体路（pyramidal tract）とも呼ばれる。右側の運動野は左半身，左側の運動野は右半身における随意運動を制御している。脳幹から脊髄に至る経路は姿勢の維持や歩行運動の制御に関わっている。これらには中脳の視蓋(上丘)を起点とする視蓋脊髄路，延髄の前庭神経核を起点とする前庭脊髄路，延髄および橋の網様体を起点とする網様体脊髄路がある。

章末問題

1．眼に入射した光は，角膜，（　①　），硝子体を通過して網膜に到達する。（　①　）による遠近調節は，網膜上に鮮明な像を得るに重要な機能である。

2．杆体（桿体）の中に存在する視物質（感光色素）は（　②　）といい，光の吸収によって活性化される。

3．網膜の（　③　）の軸索は視神経となり，視神経円盤（乳頭）にまとまって眼球の外に出る。

4．左右の眼球から出た視神経は合流して視交叉を形成し，半交叉して視床の（　④　）に投射する。

5．音波による鼓膜の振動は，中耳の（　⑤　）のはたらきによって増幅されて，内耳の蝸牛に伝えられる。

6．音波による蝸牛の振動は，コルチ器の（　⑥　）細胞によって神経情報に変換される。

7．聴神経は，延髄の（　⑦　）に投射する。

8. 嗅覚は空気中のニオイ（匂い，臭い）物質が鼻腔の（　⑧　）に吸着することによって感じられる。

9. 嗅細胞からの軸索（嗅神経）は嗅球の（　⑨　）で二次嗅覚ニューロン（僧帽細胞）とシナプス結合する。

10. 味覚神経は3つの脳神経を通り，一束にまとめられて延髄の（　⑩　）に投射する。

11. ヒトの一次味覚野は，（　⑪　）前方部と前頭弁蓋部に位置する。

12. 機械的感覚（触・圧覚）の受容器の中でも，（　⑫　）は比較的小さな受容野を持ち，順応速度が遅い。

引用・参考文献

Bear, M. F., Connors, B. W., & Paradiso, M. A.（2006）. *Neuroscience: Exploring the brain*. Baltimore, MD: Lippincott Williams & Wilkins.（加藤宏司・後藤　薫・藤井　聡・山崎良彦（訳）（2007）. 神経科学：脳の探求　西村書店）

Von Békésy, G.（1960）. *Experiments in hearing*. New York: McGraw-Hill.

Kandel, E. R., Schwartz, J. H., & Jessell, T. M.（2013）. *Principles of neural science*. New York: McGraw-Hill.（金澤一郎・宮下保司（訳）（2014）. カンデル神経科学　メディカルサイエンスインターナショナル）

Kuffler, S. W.（1953）. Discharge patterns and functional organization of mammalian retina. *Journal of Neurophysiology*, *16*（1）, 37-68.

Lindsay, P. H., & Norman, D. A.（1977）. *Human information processing*. New York: Academic Press.

松田隆夫（2000）. 知覚心理学の基礎　培風館

Mombaerts, P.（2006）. Axonal wiring in the mouse olfactory system. *Annual Review of Cell and Developmental Biology*, *22*, 713-737.

Penfield, W., & Rasmussen, T.（1950）. *The cerebral cortex of man; A clinical study of localization of function*. Oxford, England: Macmillan.

内川惠二（編）（2008）. 聴覚・触覚・前庭感覚　朝倉書店

内川惠二・近江政雄（編）（2008）. 味覚・嗅覚　朝倉書店

内川惠二・篠森敬二（編）（2007）. 視覚Ⅰ―視覚系の構造と初期機能―　朝倉書店

Vallbo, Å. B., & Johansson, R. S.（1984）. Properties of cutaneous mechanoreceptors in the human hand related to touch sensation. *Hum Neurobiol*, *3*（1）, 3-14.

第5章

記憶・学習

 第1節　馴化・鋭敏化の神経回路

　経験によって比較的永続的に行動や反応が変化することを学習と言う。最も
単純な学習は馴化と鋭敏化である。これらは単一の刺激に対して起こる反応の
変化である。ザアザアと降る突然の夕立に，激しい雨だなとしばらくは耳を傾
けることがあるだろう。しかし，だんだんと耳が慣れて気にならなくなる。こ
のように無害な刺激を繰り返し経験すると，反応が弱まっていく。これが馴化
である。馴化とは逆に，特定の刺激に対して反応が大きくなることを鋭敏化と
言う。痛みや恐怖など，個体にとって有害な刺激に対しては鋭敏化が生じやす
い。

　カンデル（Kandel, E. R.）らのグループは，アメフラシを対象とする実験
により馴化と鋭敏化の神経回路を明らかにした。アメフラシの水管（サイフォ
ン）に接触刺激を与えると，エラが収縮する（図5-1a）。刺激を繰り返し与え
ると，収縮がだんだんと生じなくなる（馴化）。逆に，アメフラシの尾部に電
気刺激を与えると，その後，刷毛でそっと触る弱い刺激でも大きなエラ引っ込
め反応が生じるようになる（鋭敏化）。馴化や鋭敏化が生じる時，アメフラシ
の神経系ではどのような電気的な変化が生じているのだろうか。サイフォンへ
の刺激は，感覚ニューロンに伝わり，エラの運動ニューロンを興奮させ，エラ
収縮が生じる。さらに感覚ニューロンは介在ニューロンも活性化させ，その興
奮の信号が運動ニューロンに伝達される（図5-1b）。カンデルらの実験におい
て，感覚ニューロンに繰り返し電気刺激を与え，運動ニューロンおよび介在
ニューロンで記録を取ると，介在ニューロンと運動ニューロンの電気的反応が

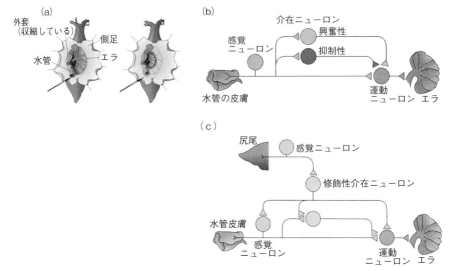

図 5-1　アメフラシのエラ引っ込め反応（Squire & Kandel, 2009 小西・桐野訳 2013）
　（a）刺激部位の水管（サイフォン）と反応部位のエラ
　（b）エラ引っ込め反射の神経回路
　（c）エラ引っ込め反射の鋭敏化の神経回路

　減少した。すなわち，行動と対応してニューロンレベルでも馴化が生じること
が確認された。そして，馴化は感覚ニューロンと運動ニューロンおよび介在
ニューロンの接続部（シナプス）で生じること，馴化が起こると感覚ニューロ
ンの軸索から放出されるグルタミン酸の量が減少することが明らかになった。
グルタミン酸の放出量の減少は，たった 1 回の刺激でも生じ，5 分から 10 分
持続する。さらに刺激を反復して数日行うと，数週間持続する馴化が生じる。
こういった長期的な変化が生じた動物においては，感覚ニューロンのシナプス
前終末が退縮し，運動ニューロンとのシナプス結合が減少するという構造的な
変化が生じる（Bailey & Chen, 1990）。

　エラ引っ込め反応の馴化とは反対に，鋭敏化では反射に関わる神経回路内の
シナプス結合が増加する。鋭敏化には，「修飾性」介在ニューロンが重要な役
割を担う（図 5-1c）。尾部に強い刺激を与えると，尾部の感覚ニューロンが活
性化し，この活性化を受けて修飾性介在ニューロンが興奮する。この修飾性介
在ニューロンが，サイフォンの刺激を受けとる感覚ニューロンとその下流にあ

る介在ニューロン，そして運動ニューロンにシナプスを作り，そこでの伝達物質の放出量を制御する。修飾性介在ニューロンが放出するセロトニンのはたらきにより，サイフォンへの弱い刺激に対しても感覚ニューロンからのグルタミン酸の放出が増強されて，鋭敏化が生じる。

第 2 節　古典的条件づけの神経回路

　先に述べた馴化や鋭敏化は，1 つの刺激を繰り返し経験することによって生じる非連合学習であるのに対して，古典的条件づけは複数の刺激が組み合わされて提示された場合に生じる連合学習である。20 世紀初頭のロシアの生理学者パヴロフ（Pavlov, I. P.）による犬を用いた古典的条件づけの実験は有名である。この実験では，犬にとって快も不快ももたらさないメトロノームの音（中性刺激）と自然に唾液分泌を引き起こす肉片（無条件刺激）をセットで提示する。これらの中性刺激と無条件刺激の対提示を何度か繰り返すことによって，メトロノームの音（条件刺激）に対して唾液反応（条件反応）が誘発されるようになる。すなわち，古典的条件づけでは条件刺激と無条件刺激の 2 つの刺激の対提示を受けるという経験によって，条件刺激が無条件刺激の出現を予測するという関係性が学習される。この学習の成立には，条件刺激が無条件刺激の提示にわずかに先行して出現し，2 つの刺激が同時に終了するというタイミングが重要である。

　古典的条件づけに関わる神経回路について，1949 年にヘッブ（Hebb, D. O.）は次の仮説を提案した。細胞 A の軸索が細胞 B を発火させるのに十分近くにあり，繰り返し発火することにより，細胞 A と細胞 B の伝達効率が高まるのではないか，というものである。後にカンデルらのグループは，この仮説をアメフラシのエラ引っ込め反応の実験で検証することに成功した。サイフォンへの弱い接触刺激（中性刺激）を，尾部に対する強い電気刺激（無条件刺激）と組み合わせて提示する。10 回程度この試行を繰り返すと，サイフォンへの弱い刺激を与えただけで，尾に電気刺激を与えた場合に生じるような強い反応が生じるようになった。つまり，サイフォンへの接触刺激が条件刺激となり，これに対してエラを強く引っ込めるという条件反応が生じた。この条件反応は鋭

敏化で観察された反応よりも大きく，反応の増強は数日間も持続した。古典的
条件づけの神経メカニズムは，尾部への刺激が介在ニューロンを活性化させ，
その介在ニューロンからのセロトニンの放出が感覚ニューロンから神経伝達物
質の放出を増強するというもので，鋭敏化と共通している。しかし，古典的条
件づけが生じるためには，刺激を与えるタイミングが重要となる。古典的条件
づけの行動実験で，サイフォンへの接触刺激の直後に，尾部への強い刺激が与
えられなければ条件づけは生じなかった。刺激の間隔が 0.5 秒を超える場合や，
順序が逆転する場合には古典的条件づけは成立しない。神経レベルでも，介在
ニューロンが感覚ニューロンを興奮させるだけでは十分でなく，それらを適切
なタイミングで興奮させなければならない。サイフォンへの弱い刺激が感覚
ニューロンを興奮させた後に，尾部への強い刺激が修飾性介在ニューロンを興
奮させると，感覚ニューロンは鋭敏化の場合よりも伝達物質を多く放出するよ
うになるのである。

　その後，哺乳類での古典的条件づけの神経メカニズムの研究が，瞬目反射条
件づけや恐怖条件づけといった学習実験の手続きを用いて行われた。瞬目反射
条件づけでは，無条件刺激として眼に空気を吹き付け，無条件反応の瞬目（ま
ばたき）を引き起こす。無条件刺激を与える前に，音などの条件刺激を与える
と，空気を吹き付けなくても音が瞬目反応を誘発するようになる。小脳を損傷
するとこの瞬目反射条件づけが生じないことや，瞬目反射条件づけ中に小脳の
細胞で電気的変化が生じることから，この条件づけには小脳が重要であると考
えられた（Kim & Thompson, 1997）。しかし，刺激提示のタイミングによっ
ては別の脳領域が関わってくる可能性も明らかになった。条件刺激と無条件刺
激が 0.5 秒の間隔をあけて提示される痕跡条件づけには海馬が必要となる
（Sakamoto et al., 2005）。

　恐怖条件づけでは，音などの条件刺激に対して電気ショックなどの無条件刺
激を対提示すると，音のみを提示してもフリージング（すくみ反応）などの恐
怖反応が生じるようになる（図5-2）。この手続きを用いてルドゥーら（LeDoux
et al., 1986）は，情動の学習や記憶に関わる神経経路を明らかにした。聴覚
情報の処理に関わる視床の内側膝状体や情動を担うとされる扁桃体を損傷した
動物では，テスト段階において音に対する恐怖反応が生じなかった。すなわち，

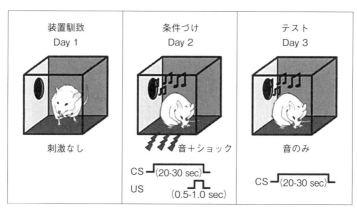

図 5-2　恐怖条件づけの手続き（岡市・鈴木, 2014）

視床と扁桃体の神経結合が恐怖条件づけに関与していることがわかる。

 第3節　記憶に関わる脳部位

　記憶などの高次の心的機能を担う重要な神経回路としてパペッツ（Papez）回路とヤコブレフ（Yakovlev）回路が知られている。パペッツ回路は，海馬から脳弓，次に乳頭体，乳頭体視床路，視床前核，帯状回に至り，海馬に戻ってくる閉鎖回路を形成している。ヤコブレフ回路は，側頭葉皮質前部（ブロードマンによる38野）から扁桃体，視床背内側核，前頭眼窩皮質，鈎状束に至り，側頭葉皮質前部に戻る回路である。このように，記憶に関わる脳領域は多数あるが，ここでは，海馬，扁桃体，視床背内側核について取り上げる。

(1) 海　　馬

　ヒトの症例研究や動物実験により，記憶には種類があり，種類に応じて担当する脳の部位や処理システムが異なることがわかってきた。中でも，H.M.の症例は記憶の分類とそれに関わる脳機能の解明に大きな貢献をした。1953年にH.M.はてんかん発作の治療のために外科医のスコヴィル（Scoville, W. B.）によって左右両半球の側頭葉を切除する手術を受けた。切除は海馬やその周辺の脳組織にまで及んでいた（図 5-3）。この手術により，H.M.の痙攣発作は改

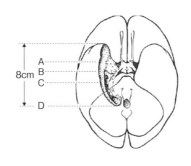

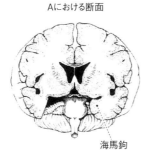

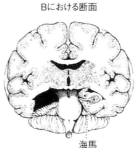

Aにおける断面　　　　　　　　　Bにおける断面

海馬鉤　　　　　　　　　　　海馬

図 5-3　H.M.の脳の損傷部位（Scoville & Milner, 1957）

この図では左脳に H.M.の損傷部位，右脳に正常な脳を示している。

善したが，深刻な記憶障害が生じた。手術の 3 年前から手術までの期間の部分
的な逆向性健忘と，手術以降の記憶を作ることができない重篤な前向性健忘が
生じた。このことから，海馬が新しい記憶の形成に重要であることがわかった。
H.M.の学習や記憶能力について詳細に検討したミルナー（Milner, B.）によっ
て，特徴的な所見が報告された。H.M.は鏡映描写の課題やハノイの塔課題を
練習すると着実に上達した。しかし，H.M.はこれらの課題をやったというこ
とを，まったく記憶していなかった（Scoville & Milner, 1957）。この観察に
より，記憶には出来事の記憶など意識にのぼる形で想起される記憶（顕在記憶）
と運動や技能の向上など特に意識的な想起を必要としない記憶（潜在記憶）の
2 種類があることがわかった。また，これらの記憶を想起する際に言語的な報
告をともなうかどうかという点から，顕在記憶を宣言記憶，潜在記憶を非宣言
記憶と呼ぶこともある。顕在記憶／宣言記憶には海馬を含む側頭葉内側部のは
たらきが関わり，潜在記憶／非宣言記憶は側頭葉内側部に依存しないというこ

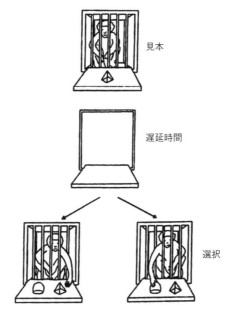

見本

遅延時間

選択

図 5-4　サルの遅延見本合わせ課題（左）と遅延非見本合わせ課題（右）（磯，1999）

とが明らかになった。

　ヒト以外の動物でも，海馬を損傷すると記憶障害が生じることが報告された。ミシュキン（Mishkin, M.）らによる実験では，サルの側頭葉内側部を大きく破壊し，遅延非見本合わせ課題を行った（図 5-4）。この課題は見本試行，遅延期間，選択試行からなる。見本試行でリルに 1 つの物体を提示し，その下には果物の報酬が置かれる。サルが物体をずらして報酬をとると，数秒から数分の遅延期間となる。遅延後に，見本試行と同じ物体と異なる物体の 2 つが提示される。サルが見本とは異なる新たな物体を選択すると，その下にある報酬を獲得できるという課題である。損傷を受けたサルは数秒間の遅延では正解の物体を選択することができたが，遅延が数分になると，正しく物体を選択することができなかった。この結果より，海馬を含む側頭葉内側部は，以前に出会った事物を一定期間，記憶にとどめておくことに必要とされることがわかった。ただし，海馬が記憶を担う期間は限られている。時間の経過とともに，記憶は

再編され，大脳新皮質のはたらきによって安定した長期記憶として固定化され
ていく。

　ラットやマウスの記憶の測定には，迷路課題が用いられることが多い。モリ
ス（Morris, R. G. M.）は，円形のプールの水面下1か所に透明の逃避台を沈
め，ラットにその位置を記憶させる水迷路課題を開発し，海馬に至る神経線維
の損傷効果を検討した。この課題においてラットは迷路の周囲にある複数の刺
激の空間的関係性を認知し，その配置を記憶しなければならない。学習測度は
逃避台にたどり着くまでの時間，すなわち逃避潜時である。正常なラットは数
日の訓練で，10秒以内に逃避台にたどり着くことができた。しかし，同一の
訓練をしたにもかかわらず海馬損傷ラットの逃避潜時は30秒以上であった。
一方，逃避台が水面上に見えている場合，海馬損傷ラットの逃避潜時は正常な
ラットと変わらなかった。したがって，海馬は空間的な位置関係を学習するこ
とに必要とされることがわかる。以上のサルやラットの研究は，出来事の記憶
や事物の関係性の記憶など，宣言記憶に相当する心的機能と海馬の役割を示す
ものとなった。

(2) 扁 桃 体

　情動を司る領域として知られる扁桃体は，学習や記憶の役割も担っている。
特に情動記憶の固定に関して1960年代から研究が進められてきた。それらの
研究においてしばしば用いられる課題が受動回避課題である。この課題では，
明るいエリアから暗いエリアに移動すると，床の電気グリッドから嫌悪刺激を
受ける装置が使用される。動物には本来好まない明るいエリアにとどまること
が要求される。この課題の訓練後，ラットは扁桃体に低頻度の電気刺激を受け
た。刺激は脳発作を引き起こさないレベルであった。しかし，刺激を受けた動
物は訓練後，24時間後の記憶の固定を調べる保持テストにおいて，ただちに
暗いエリアに移動した。すなわち，このエリアで嫌悪刺激を受けたことを忘れ
ていた。これは，記憶が定着する前に，扁桃体に電気刺激が加えられたことに
よって，逆向性健忘が生じたものであり，この症状は8日間にわたって持続し
た（Gold et al., 1973）。

　記憶の固定化に関わる扁桃体のはたらきを詳細に調べるために，ニューロン

のはたらきをコントロールする薬物を扁桃体内に直接注入する実験が多く行われた。ガラガー（Gallagher, M.）は，ラットに受動回避課題を訓練した後に，ニューロンのはたらきを抑制するオピオイド受容体を阻害するナロキソンを投与したところ，記憶の持続時間が長くなることを報告した。これと同様の手続きで実施されたマッガウ（McGaugh, J. L.）らによる実験においても，GABA受容体の阻害剤であるビククリンの注入は記憶の持続時間を延ばした。これとは反対に，GABA受容体の促進剤であるムシモールの注入は逆向性健忘を生じさせることが示された。また，受動回避課題の訓練直後に扁桃体にノルアドレナリンを注入すると，記憶が促進された。しかし，扁桃体とその他の脳領域をつなぐ経路を遮断すると，訓練後にノルアドレナリンを扁桃体に注入しても記憶の固定化は増強されなかった。その後の多くの薬理学的な実験により，扁桃体は他の脳部位での記憶の固定化を調節するような役割を持つことが明らかになった。

(3)　視床背内側核

　視床背内側核が記憶形成に関わることを示す症例について紹介する。1960年，当時 22 歳であった N.A.はフェンシングをしていたところ，剣が鼻孔から脳に向かって突き刺さるという事故にあった。直後に意識を失ったものの，驚くべき回復力で，運動障害や感覚障害は残らなかった。N.A.の脳損傷は，視床背内側核や視床下部後部の乳頭核に及んでいた。翌年に受けたウェクスラー式知能検査（Wechsler Adult Intelligence Scale：WAIS）では，平均値よりも良い得点を示した。しかし，N.A.は事故後の出来事について重篤な記憶障害を示した。1978 年にスクワイアーとスレイター（Squire & Slater, 1978）は N.A.の前向性健忘と逆向性健忘について報告した。物語の再生テストでは，短いパラグラフを読んだ後，12 分間の遅延を挟むと成績が悪くなった。幾何学図形の記憶も正常な成人の成績より悪かった。遠隔記憶の検査では，N.A.が事故にあった 1960 年を挟む 25 年間（1950 年から 1975 年）に起きた出来事についての記憶を測定した。多肢選択問題によりたずねたところ，事故以前の正答率は正常な成人よりも高かったが，事故以降の正答率が悪かった。これらのテスト結果から，N.A.の記憶障害は前向性健忘であることがわかった。しかし，この

健忘が視床の背内側核の障害によるものなのか，乳頭核の障害によるものなのかは，この症例からは明らかでない。後にゾラモーガンら（Zola-Morgan et al., 1989）が，サルの乳頭核を損傷して実験を行ったところ，この部位に限局した破壊では記憶障害が生じないことを報告している。したがって，視床背内側核，または視床背内側核と乳頭核が連携して記憶に関与している可能性が高いと考えられた。

 ## 第4節　神経可塑性

　記憶が脳に蓄えられる時に，記憶内容に対応した神経回路が形成され，その回路の伝達効率の変化が生じる。外界の刺激は電気信号に置き換えられ，脳に到達する。この信号を受けたニューロンにおいて，放出される伝達物質の量が変化したり，シナプスを形成する細胞膜の構造が変化することによって，ある特定の興奮のパターンが維持される。この変化のことをシナプスの可塑性と呼ぶ。シナプスの可塑性はどのように生じるかが，電気生理実験によって明らかにされた。シナプスを形成する2つの細胞のうち，送り手側のニューロンを繰り返し電気刺激することで，シナプスの伝達効率が高まる。この現象が長期増強（long-term potentiation；LTP）である。これとは逆に，伝達効率が長期にわたって低下する長期抑圧（long-term depression；LTD）もある。

(1) 長期増強（LTP）

　1970年代，神経細胞において行動上の学習と類似したシナプスの変化が生じていることが明らかになった。ブリスとレモ（Bliss & Lømo, 1973）は，麻酔下のウサギの海馬の神経細胞に短時間で高頻度（数秒間に100回程度）の電気刺激を与えると，情報の伝達効率が長時間にわたって高まることを発見した。このシナプスの活動の高まりは長期間持続することから，長期増強（LTP）と呼ばれる（図5-5）。

　LTPを引き起こすには，神経伝達物質のグルタミン酸を受け取るNMDA受容体とAMPA受容体が共同して活動することが必要である。LTPが生じるしくみは三段階からなる。①シナプス結合している2つのニューロンの送り手側

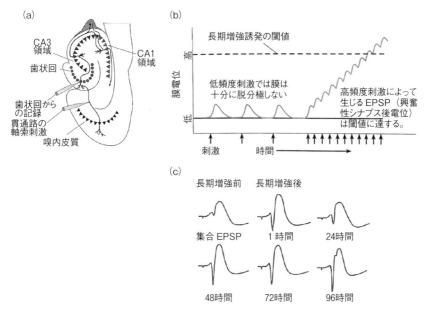

図 5-5　**長期増強**（Carlson, 2004 泰羅・中村監訳 2006）
（a：海馬における長期増強の誘発の手続き，b：高頻度刺激を与えることによる電位変化，c：高頻度刺激前後の電位変化と変化の持続）

に単発の電気刺激が与えられると，グルタミン酸が放出される。しかし，この時には NMDA 受容体のチャネルはマグネシウムイオンの栓で閉じられているため，代わりに AMPA 受容体がグルタミン酸を受け取り，通常の短時間の脱分極が起こる。②送り手側のニューロンに高頻度の刺激が与えられると，AMPA 受容体のはたらきによって受け手側のニューロンが通常よりも長く脱分極する。この時に NMDA 受容体のマグネシウムイオンの栓が外れる。③これと同時にグルタミン酸が NMDA 受容体に結合すると，チャネルが開口し，プラスの電荷を持つカルシウムイオンが一気に細胞内に流れ込む。これによって，細胞内の電位が上昇し，活動電位が生じる。LTP は先に述べた Hebb の仮説と一致する性質を持っており，学習・記憶の生理学的基盤とみなされた。

　さらに，LTP が持続するしくみについても明らかになっている。NMDA 受容体が活動すると，シナプス後神経細胞の膜上に別のグルタミン酸受容体であ

るAMPA受容体の数が増える。それによってシナプスに放出されたグルタミン酸をより効率よく受け取ることができるようになり，伝達効率の上昇が長期間持続する。したがって，一度LTPが成立すると，その維持にはNMDA受容体は関与しなくなるのである。

　実際に，LTPが学習行動に関わっているかどうかは，LTPの生起を妨げるような薬物の投与が動物の学習行動に影響を持つかを調べる必要がある。モリスら（Morris et al., 1986）は，NMDA受容体のはたらきを妨げるAP5という薬物を脳室に投与した。このラットと無害な液体を投与したラット（統制群）の水迷路課題の成績を比較したところ，AP5の投与によって空間学習の障害が生じたことが報告された。AP5投与ラットではLTPが生じていないことも確認された。また，課題をすっかり習得した後にAP5などのNMDA阻害薬を投与しても，成績は悪くならない（Robinson et al., 1989）。一度獲得した記憶を保持し，想起することにはNMDA受容体は必要ないことがわかる。これらの結果は脳切片スライスを用いた電気生理実験によって明らかになったLTPの分子機構と完全に一致している。

（2）長期抑圧（LTD）

　もう1つのシナプス可塑性が長期抑圧（LTD）である。シナプス結合している神経細胞間の情報伝達効率が長期にわたって低下する現象で，小脳や海馬で見つかった。

　小脳での長期抑圧は，小脳皮質の平行線維とプルキンエ細胞間のシナプスで

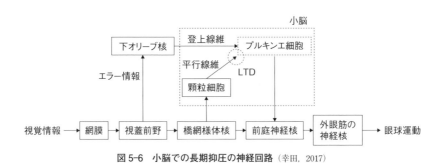

図5-6　小脳での長期抑圧の神経回路（幸田，2017）

生じる（Ito & Kano, 1982）。小脳皮質の顆粒細胞からプルキンエ細胞へ投射する平行線維と延髄の下オリーブ核からプルキンエ細胞に投射する登上線維を同時に刺激して興奮させることによって生じる（図5-6）。条件づけの場合と同様に，刺激のタイミングが重要である。平行線維が活性化した後，300ミリ秒以内に登上線維が活性化した場合に長期抑圧が起こりやすい。これらの2種類の興奮性の入力により，プルキンエ細胞内にカルシウムが流入し，これをきっかけにAMPA受容体が細胞内部に取り込まれる。これによって細胞膜上のAMPA受容体の数が減少することで，伝達効率が下がると考えられている。

　小脳のLTDは運動学習に関与している。遺伝子改変により小脳でのLTDを生じさせなくした動物は，前述した瞬目反射条件づけ学習に障害を示した（Kishimoto et al., 2001）。また，このような動物は動きの速い対象に焦点を合わせるための眼球運動の学習にも障害を示すことが報告されている（De Zeeuw et al., 1998）。

　LTDは海馬でも生じる。遺伝子改変により海馬での長期抑圧の誘発が生じないようにしたマウスでは，水迷路課題で一度学習した逃避台の位置を変更すると，新しい位置の学習ができなかった（Nicholls et al., 2008）。この結果から，海馬での長期抑圧は学習場面における行動の柔軟性に関わる可能性が指摘された。このように，シナプスの伝達効率の低下もまた学習に重要な役割を持つのである。スポーツや楽器の演奏などの練習では，間違った反応を正しい反応へと修正していくプロセスをふむ。LTDが生じることによって，間違った反応が抑制され，正しい反応が残っていくことにより上達するのであろう。

章末問題

1. 同じ刺激を繰り返し経験すると，反応が弱まっていくことを（　①　）と言う。（　①　）は感覚ニューロンと運動ニューロンおよび介在ニューロンの（　②　）で生じる。
2. 同じ刺激に対して反応が大きくなる場合を（　③　）と言う。修飾性介在ニューロンが放出する（　④　）のはたらきにより，神経伝達物質の放出が増強されて生じる。

3．古典的条件づけにおいて，介在ニューロンが感覚ニューロンを興奮させる
　　だけでなく，（　⑤　）で生じなければならない。

4．H.M.の症例研究により，記憶には出来事の記憶など意識にのぼる形で想
　　起される（　⑥　）と運動や技能の向上など特に意識的な想起を必要とし
　　ない（　⑦　）の2種類があることがわかった。これらは記憶の際に
　　（　⑧　）を必要とするかどうかという点でも異なる。

5．シナプスにおいて伝達物質の量が変化したり，シナプスを形成する膜の構
　　造が変化することによって，ある特定の興奮のパターンが維持される。こ
　　の変化のことを（　⑨　）と呼ぶ。

6．LTPの誘発には，神経伝達物質のグルタミン酸を受け取る（　⑩　）と
　　（　⑪　）が共同して活動することが必要である。

引用・参考文献

Bailey, C. H., & Chen, M.（1990）. Morphological alterations at identified sensory neu-rons synapses during long-term sensitization in Aplysia. In L. R. Squire & E. Lin-denlaub（Eds.）, *The biology of memory*（pp.135–153）. Stuttgart: FK Schattauer Verlag.

Bliss, T. V., & Lømo, T.（1973）. Long-lasting potentiation of synaptic transmission in the dentate area of the anaesthetized rabbit following stimulation of the perfor-mant path. *Journal of Physiology, 232*（2）, 331–356.

Carlson, N. R.（2004）. *Physiology of behavior*（8th ed.）. Boston: Allyn & Bacon.（泰羅雅登・中村克樹（監訳）（2006）. カールソン神経科学テキスト：脳と行動　丸善）

DeZeeuw, C. I., Hansel, C., Bian, F., Koekkoek, S. K., van Alphen, A. M., Linden, D. L., & Oberdick, J.（1998）. Expression of a protein kinase C inhibitor in Purkinje cells blocks cerebellar LTD and adaptation of the vestibulo-ocular reflex. *Neuron, 20*, 495–508.

Gold, P. E., Macri, J., & McGaugh, J. L.（1973）. Retrograde amnesia produced by subseizure amygdala stimulation. *Behavioral Biology, 9*, 671–680.

磯　博行（1999）. 学習する脳・記憶する脳：メカニズムを探る　裳華房

Ito, M., & Kano, M.（1982）. Long-lasting depression of parallel fiber-Purkinje cell transmission induced by conjunctive stimulation of parallel fibers and climbing fi-bers in the cerebellar cortex. *Neuroscience Letters, 33*, 253–258.

Kim, J. J., & Thompson, R. F.（1997）. Cerebellar circuits and synaptic mechanisms in-volved in classical eyeblink conditioning. *Trends in Neurosciences, 20*, 177–181.

Kishimoto, Y., Kawahara, S., Fujimichi, R., Mori, H., Mishina, M., & Kirino, Y.（2001）. Impairment of eyeblink conditioning in GluRdelta2-mutant mice depends on the temporal overlap between conditioned and unconditioned stimuli. *European Journal of Neuroscience*, *14*, 1515–1521.

幸田和久（2017）．シナプス可塑性の分子的実体　聖マリアンナ医科大学雑誌，*45*，1–7．

McGaugh, J. L.（2003）．*Memory and emotion: The making of lasting memories*. New York: Columbia University Press.（大石高生・久保田競監訳（2006）．記憶と情動の脳科学　講談社）

Morris, R. G. M., Anderson, E., Lynch, G. S., & Baudry, M.（1986）. Selective impairment of learning and blockade of long-term potentiation by N-methyl-Daspartate receptor antagonist, AP5. *Nature*, *319*, 774–776.

Nicholls, R. E., Alarcon, J. M., Malleret, G., Carroll, R. C., Grody, M., Vronskaya, S., & Kandel, E. R.（2008）. Transgenic mice lacking NMDAR-dependent LTD exhibit deficits in behavioral flexibility. *Neuron*, *58*, 104–117.

岡市廣成・鈴木直人（監修）（2014）．心理学概論　第2版　ナカニシヤ出版

Robinson, G. S., Jr., Crooks, G. B., Jr., Shinkman, P. G., & Gallegher, M.（1989）. Behavioral effects of MK-801 mimic deficits associated with hippocampal damage. *Psychobiology*, *17*, 156–164.

Sakamoto, T., Takatsuki, K., Kawahara, S., Kirino, Y., Niki, H., & Mishina, M.（2005）. Role of hippocampal NMDA receptors in trace eyeblink conditioning. *Brain Research*, *1039*, 130–136.

Scoville, W. B., & Milner, B.（1957）. Loss of recent memory after bilateral hippocampal lesions. *Journal of Neurology, Neurosurgery & Psychiatry*, *20*, 11–21.

坂井建雄・久光　正（監修）（2014）．ぜんぶわかる脳の事典　成美堂出版

Squire, L. R., & Kandel, E. R.（2009）. *Memory: From mind to molecules*（2nd ed.）. Englewood, CO: Roberts and Company Publishers.（小西史朗・桐野　豊（監訳）（2013）．記憶のしくみ　上　講談社）

Squire, L. R., & Slater, P. C.（1978）. Anterograde and retrograde memory impairment in chronic amnesia. *Neuropsychologia*, *16*（3）, 322.

Zola-Morgan, S., Squire, S. L., & Amaral, D. G.（1989）. Lesions of the hippocampal formation but not lesions of the fornix or the mammillary nuclei produce long-lasting memory impairment on monkeys. *Journal of Neuroscience*, *9*, 898–913.

第6章

動機づけと生体リズム

　生体内に生じた不足状態を動因と呼ぶ。この時生体には不足したものを取り入れようとする欲求が生じる。欲求には，行動を開始させ，方向づけ，維持するというはたらきがある。例えば「喉の渇き」という欲求が起きれば，ペットボトルを探し（開始），それに手を伸ばし（方向づけ），満足するまで水を飲む（維持）。この一連のはたらきを動機づけと呼ぶ。欲求は，生得的な一次的（生理的）欲求と後天的な二次的（社会的）欲求に区別される。本章では前者を取り扱う。一次的欲求は主に，体内の生理的な環境（体温，水分量，血糖値など）を適切に保とうとするはたらきであるホメオスタシスの一環として生じる。本章では主に視床下部のはたらきに注目して解説する。

 ## 第1節　摂食行動

　視床下部は摂食行動において重要な役割を担っている。かつては，視床下部に摂食行動の中枢があると考えられていた。すなわち，視床下部外側部（lateral hypothalamus, LH, 図 6-1）を電気刺激すると摂食行動が起こるので，この部位が「摂食中枢」であり，視床下部腹内側部（ventromedial hypothalamus, VMH）を電気刺激すると摂食行動が抑制されるので，この部位は「満腹中枢」である，という説である。現在では，視床下部は摂食行動を生み出す一連の複雑なシステムの一部を担うと考えられている。空腹や満腹を伝える末梢からのホルモン（2章参照）などによる信号は視床下部に集約され，摂食行動を短期的・長期的に制御している。

　1回の食事の開始と終了にはそれぞれグレリン（ghrelin）とコレシストキニン（cholecystokinin, CCK）が関わっている。胃の中の食物が少なくなると胃

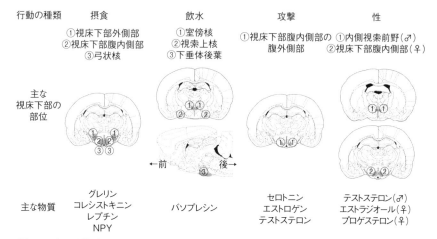

図6-1　主な動機づけ行動とそれに関与するラット視床下部の主な部位，および関与する主な物質のまとめ（Paxinos & Watson, 1998 より筆者作成）

からグレリンというホルモンが放出される。血中グレリン濃度は食事前に上昇し，食事後に減少する（図6-2a）。また，グレリンを人の静脈内に投与すると摂食量が増加する。グレリンはおもに迷走神経を経由して視床下部の弓状核^{きゅうじょう}にあるニューロンを活性化し，このニューロンからの神経ペプチドY（neuropeptide Y, NPY）の分泌を促進することで，摂食行動を促している（Date et al., 2002）。一方，CCKは，腸内の脂肪が多くなると腸から放出されるホルモンである。CCKは迷走神経を介して弓状核のNPY含有ニューロンの活動を抑制し，NPYの放出を抑制することで，摂食行動を抑制している。

　一方レプチンは，長期的な摂食量を制御している。レプチンは末梢の脂肪細胞から放出されるので，脂肪が多いほど多く放出されることになる。レプチン濃度はグレリンとは異なり，食事の前後では変動しないので（図6-2a），1回の食事の開始や終了を制御しているわけではない。一方，血中レプチン濃度が高いほど日常的な摂食エネルギー量は低いという相関関係がある（Larsson et al., 1998）。さらに，レプチンを生成できない遺伝的な性質を持つマウスは病的な肥満を呈する（図6-2b）。このマウスに数日間にわたってレプチンを投与すると，投与の数時間後以降には摂食量が減少する（Campfield et al., 1995）。

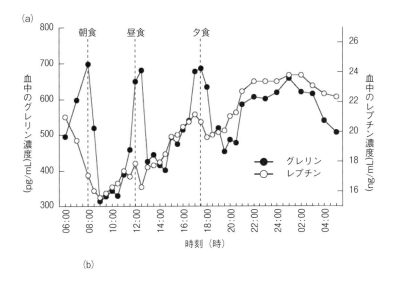

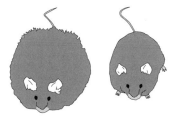

図6-2　a：血中のグレリン濃度（●，左の縦軸）とレプチン濃度（○，右の縦軸）の日
内変動。各食事（朝食・昼食・夕食）に先だってグレリン濃度が高まっている。
一方レプチンにはそのような変化は見られない（Cummings et al., 2001 より筆者
作成）。b：レプチンが欠損したマウス（左）と正常マウス（Margetic et al., 2002）

第 2 節　飲水行動

　渇の欲求は，体液の濃さ（浸透圧）と量を最適に保とうとするホメオスタシ
スによって生じる。細胞が水を失ったり取り入れすぎたりして壊れないように，
細胞外の液体（間質液）の濃度は細胞内の液体（細胞内液）の濃度と等しくな
るように調節されている（浸透圧調節系）。間質液が高浸透圧になることによっ
て生じる渇を浸透圧性口渇と呼ぶ。例えば塩を摂取するとそれは血中に移行し，

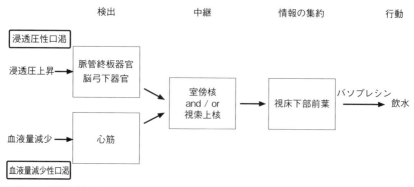

検出　　　　　　　中継　　　　　　情報の集約　　　　　行動

浸透圧性口渇

浸透圧上昇→ 脈管終板器官
脳弓下器官

血液量減少→ 心筋

血液量減少性口渇

室傍核
and / or
視索上核

視床下部前葉

バソプレシン
飲水

図6-3　浸透圧性口渇と血液量減少性口渇が飲水行動を引き起こすまでの神経経路（筆者作成）

血液の浸透圧が上がる。すると間質液から血液に水が移行するので，今度は間質液の浸透圧が上がる。間質液の浸透圧上昇は，第三脳室前壁腹側の脈管終板器官や脳弓下器官の浸透圧受容器によって検出される（図6-3）。この情報は直接・間接的に視床下部の室傍核や視索上核にあるニューロンを興奮させる（図6-1）。すると下垂体後葉からバソプレシンが血液中に放出され，これによって飲水行動が誘発される。脈管終板器官を実験的に損傷した動物では，血液の浸透圧が上がっても飲水行動が起こらない（McKinley et al., 2004）。一方，血液の量が不足して血液が心臓から送り出せなくなるのを防ぐために，血管内の血漿（血液中の液体成分）の量も調節されている（容量調節系）。血液量の減少によって生じる渇を血液量減少性口渇と呼ぶ。体内の水分が減少すると，循環している血液の量が減る。この減少は特に心臓の心房などの伸展受容器（筋肉内部にあって筋肉の伸びを検出する受容器）によって検出される。この情報は室傍核に送られ，浸透圧性口渇と同様に下垂体前葉からのバソプレシン分泌を促し，飲水行動を引き起こす（図6-3）。

 第3節　攻撃行動

(1) 攻撃行動の分類

　攻撃行動にはいくつかの分類法があるものの，生理心理学的な観点からは，危害を加えるための攻撃（offensive aggression）と自己を守るための攻撃（defensive aggression）という分類が有効である。前者は危害を加え利益を得るための攻撃で捕食行動も含まれる。後者は危険を回避し自己を守るための攻撃である。これらの攻撃の間では観察される行動や交感神経系の関与の仕方（前者では興奮するが後者では必ずしも興奮しない），関与する脳部位（前者は視床下部外側部の，後者は視床下部腹内側部の刺激によってそれぞれ起こりやすい）などが異なる。

(2) 居住者－侵入者テスト

　居住者－侵入者テスト（resident-intruder test）は攻撃行動を測定する代表的な手続きである。この方法では，動物（居住者）をしばらく飼育箱で飼育してなわばりを形成させた後，それまで居住者と接したことのない個体（侵入者）を飼育箱に入れる。すると居住者は侵入者に接近して匂いを嗅ぐ，横向きになって毛を逆立てる，追跡するなどした後，飛びかかって噛みつくなどの行動を行う。この方法で測定される攻撃行動には種を超えた幅広い一般性があり，ヒトの攻撃行動の特徴ともよく合致するため，ヒトの攻撃行動を理解するうえで有効である。例えば，ラットでもヒトでも同様に，アルコールは攻撃行動を増加させ，抗不安薬は攻撃行動を減少させる（Olivier & Young, 2002）。

(3) セロトニンの役割

　これまでセロトニンと攻撃性との間に関係があることが明らかにされてきた。ヒトを対象とした研究に注目すると，初期には中枢神経系でのセロトニン濃度が低いほど攻撃性が高いという負の相関関係があることが報告された（Brown et al., 1979）。ただ，セロトニンと攻撃性との関係はそう単純ではない。例えば，体内のセロトニン量を減らすと，もともと攻撃性の高い人では増やした場合よりも攻撃性が高くなるが，もともと攻撃性の低い人はセロトニン量を減らすと攻撃性も低くなる（図6-4a）。その他にも，衝動性や精神障害の有無，攻撃性が正常なものか病理的なものか，危害を加えるための攻撃か自己を守るための攻撃かなどの要因によってセロトニンと攻撃性の関係性は異なり，その関係は複雑である。

(a)

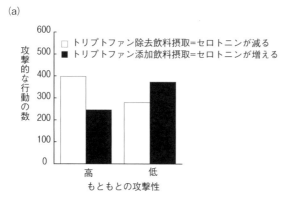

(b)

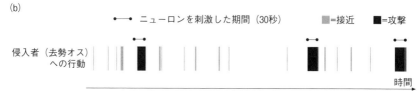

(c)

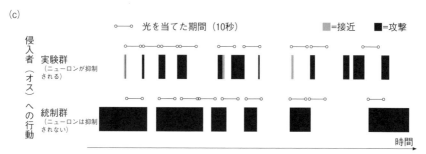

図6-4　a：攻撃性とセロトニンの関係（ヒト）。もともとの攻撃性の程度によって，セロトニン
減少／増加の効果が異なる（Bjork et al., 2000 より筆者作成）。b：視床下部腹内側部の腹外
側部にある ESR1 受容体をもつニューロンを選択的に刺激すると，侵入者への攻撃行動
が起こる（マウス）。c：実験群では光を当てるとこれらのニューロンが抑制されるが，
統制群では光を当てても抑制されないようにした。実験群では接近行動が起こった時にこ
れらのニューロンに光を当てると攻撃行動は停止したが，統制群では光を当てても攻撃行
動は停止しなかった（b, c は Lee et al., 2014 より筆者作成）。

(4) 視床下部の役割

　攻撃行動の表出には，視床下部が重要な役割を担っている。例えば，動物の視床下部を電気刺激すると，その動物は歯を剥き出しにするなどの「怒り」を連想させる行動をとることが古くから知られていた。ただしこの行動には明確な攻撃対象がないため，「見せかけの」あるいは「偽の」怒りと呼ばれた。その後の実験では，この行動が攻撃対象のある「真の」怒りであることが確認された。実験ではネコとネズミを同じ箱に入れ，ネコの視床下部を電気で刺激すると，ネコはほぼ毎回，唸り，毛を逆立て，ネズミを追いかけて噛みつくなどの攻撃行動をとった（Wasman & Flynn, 1962）。このような攻撃行動を誘発する視床下部の領域は，視床下部攻撃領域 （hypothalamic attack area, HAA）と呼ばれている。

　とりわけ，視床下部腹内側部の腹外側部（VMHvl, vl は ventrolateral の略）に位置する，エストロゲン α 受容体（ESR1）を持つニューロン群の活動が攻撃行動にとって重要であるらしい（図 6-1）。実験では光遺伝学という新しい手法を用いた（1 章参照）。居住者 − 侵入者テストで両者が接近したときに，居住者マウスの VMHvl に含まれるニューロンのうち，ESR1 を含むものだけを選択的に活性化させると，居住者マウスは侵入者に攻撃を仕掛けた（図 6-4b）。これとは対照的に，居住者が侵入者を攻撃した時に居住者のこれらのニューロンの活動を抑制すると，攻撃行動は停止した（図 6-4c 上段）。一方，光を当ててもこれらのニューロンの活動が抑制されないようにしていた統制群では，光を当てても攻撃行動は停止しなかった（図 6-4c 下段）（Lee et al., 2014）。

　テストステロンによる攻撃促進効果の一部も，エストロゲン受容体の攻撃行動への関与によって説明できる。テストステロンには攻撃を促進する効果があることがよく知られてきた。テストステロンは体内でエストロゲンに変換される。この変換を担う遺伝子が欠損したオスマウスではオス侵入者への攻撃性が低下する。これらのことから，オスの脳内ではテストステロンがエストロゲンに変換されてエストロゲンの受容体に作用し，攻撃行動を引き起こしている可能性が高い（篠塚ら，2017）。

第4節　性　行　動

　性の欲求にも視床下部の領域やホルモンが関与している。オスの動物を用いた研究では，視床下部の前方に位置する内側視索前野の電気刺激は交尾行動を誘発し，損傷は性行動を消失させる（図6-1）。一方メスでは視床下部腹内側部を刺激するとオスからの性行動の誘いを受容する（交尾を受け入れるためのロードシスと呼ばれる体勢をとる）傾向が高まるが，損傷すると受容しなくなる。ホルモンに注目すると，オスでは内側視索前野へのテストステロンの投与は，去勢された雄の性行動を回復させる。メスでは，エストラジオールとプロゲステロンが視床下部腹内側部に作用すると，性行動が促進される（近藤ら，2010）。

　最近の研究では，攻撃行動と性行動とが神経メカニズムを共有していることが明らかになってきた。前述のように，視床下部腹内側部のESR1受容体を持つニューロンを刺激すると侵入者に対する攻撃行動が誘発されるのだが，それは刺激の強さが比較的強い場合に限られていた。刺激の強さを弱めるにしたがってマウンティング（オスが交尾をする時の，他個体の背後に乗りかかる体勢）がより多く見られるようになった（図6-5）。

刺激の強さ

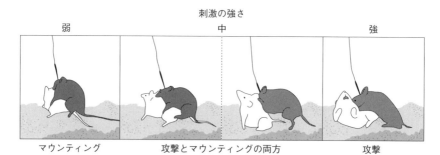

弱　　　　　　　　　　　　　　中　　　　　　　　　　　　　　強

マウンティング　　　　　攻撃とマウンティングの両方　　　　　攻撃

図6-5　視床下部腹内側部の腹外側部にあるESR1受容体をもつニューロンを強く刺激すると攻撃行動が（右），中程度に刺激すると攻撃行動とマウンティングの両方が（中央の2枚），弱く刺激するとマウンティングが起こる（左）（Lee et al., 2014より筆者作成）。

第5節　睡眠と意識

　覚醒と睡眠はそれぞれを両極端とする一次元的な概念である。それはどの程度「起きている」か（覚醒水準），あるいはどの程度「眠っている」か（睡眠の深さ）という意識の状態を表す。

(1) 覚醒と上行性覚醒系

　脳幹網様体が活動すると覚醒が引き起こされる。脳幹網様体は延髄から橋にかけての脳幹に位置する（図6-6a）。この領域にあるノルアドレナリン作動性，アセチルコリン作動性，ドーパミン作動性ニューロンが賦活されるとその活動は脳のより上位に伝わり，脳全体としての活動が覚醒を高める方向に変化する。

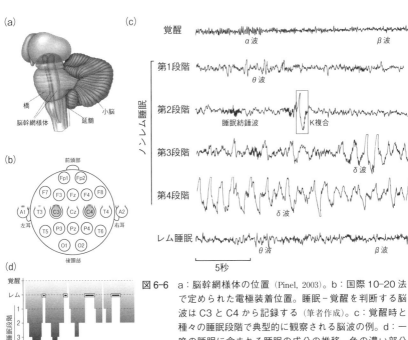

図6-6　a：脳幹網様体の位置（Pinel, 2003）。b：国際10-20法で定められた電極装着位置。睡眠-覚醒を判断する脳波はC3とC4から記録する（筆者作成）。c：覚醒時と種々の睡眠段階で典型的に観察される脳波の例。d：一晩の睡眠に含まれる睡眠の成分の推移。色の濃い部分ほど睡眠の深さが深いことを表す。■■はレム睡眠を示す（c,dはHorne, 1989より筆者作成）。

このため脳幹網様体は脳幹網様体賦活系あるいは上行性覚醒系と呼ばれる。

(2) 睡眠の段階と脳波

　睡眠はノンレム睡眠とレム睡眠という2つの状態に分けられる（堀，2008）。覚醒・睡眠の客観的な判断に用いる脳波記録は，国際的な基準位置（国際10-20法）のC3とC4から記録する（図6-6b）。ノンレム睡眠には4つの段階があり，それぞれ特徴的な脳波が記録される（図6-6c）。覚醒・開眼時にはβ波成分が，安静・閉眼時にはα波成分が多く見られる。ノンレム睡眠の第1段階になるとα波成分が減り，θ波成分が現れてくる。この段階では主観的には眠っているという意識はない。第2段階では睡眠紡錘波とK複合という特徴的な波形が観察される。この段階では多くの人が眠っていたと報告する。δ波成分が20％以上出現すれば第3段階，50％以上出現すれば第4段階とされる。第3・第4段階で多く見られるδ波成分は遅い周期を持つ波（徐波）なので，これらの段階の睡眠を徐波睡眠（slow wave sleep）と呼ぶ。一方レム睡眠では，覚醒状態によく似た脳波成分（β波など）と顕著な眼球運動（急速眼球運動，rapid eye movement, REM）が観察される一方で，覚醒時に生じるような筋肉運動はほぼ生じない。すなわち，脳波は覚醒時の状態に近いが身体的には睡眠状態にあるという意味で，逆説睡眠（paradoxical sleep）とも呼ばれる。

　一晩の睡眠では上述した異なる睡眠状態が周期的に現れる（図6-6d）。入眠後，睡眠の段階は比較的すみやかにノンレム睡眠の第4段階に達した後，レム睡眠が現れるということを約90分の周期で4〜5回繰り返す。睡眠の前半では深い眠りが見られるが，後半になるにつれて第1・第2段階やレム睡眠といった浅い眠りが増える。睡眠周期は視床下部にあるオレキシン（ヒポクレチン）によって制御されている。この物質の受容体が欠損したマウスでは，覚醒から徐波睡眠を経ずにいきなりレム睡眠に至るという睡眠周期の乱れが頻繁に見られる（図6-7a）。覚醒中に突然睡眠の発作が起こるナルコレプシーという疾患を持つ患者では，オレキシンを含むニューロンが健常な人の7％程度しかない（図6-7b, Thannickal et al., 2000）。

(a)

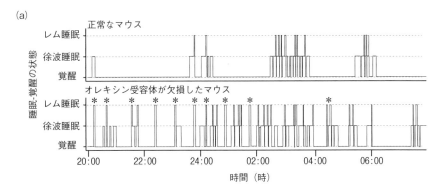

(b)

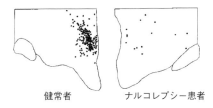

視床下部でのオレキシン含有ニューロンの分布

健常者　　　　　　　ナルコレプシー患者

図6-7　a：正常なマウス（上段）とオレキシン受容体が欠損したマウス（下段）の睡眠・覚醒周期の例。正常なマウスでは徐波睡眠の後にレム睡眠が現れる。一方，オレキシン受容体が欠損したマウスでは，覚醒状態から突然レム睡眠に至るケースが頻繁に見られる（*で示した部分）（Sakurai（2007）より筆者作成）。b：健常者とナルコレプシー患者における視床下部のオレキシン含有ニューロンの分布。1つの黒い点が1つのオレキシン含有ニューロンに対応する。ナルコレプシー患者では同ニューロンの数が顕著に少ない（Thannickal et al., 2000 より筆者作成）。

 ## 第6節　概日リズム

　概日リズム（サーカディアン・リズム）とは，動物の行動に見られる周期的な変化（生体リズム）のうち約1日の周期を持つもののことである。日常生活では，動物が元々持っている周期（いわゆる「体内時計」が生み出す，フリーラン・リズム）に，時刻を表すさまざまな手掛かり（環境の明暗周期など）が影響を与えることによって，概日リズムはほぼ24時間に保たれている。概日リズムをわかりやすく表現するためによく用いられるダブルプロット法という

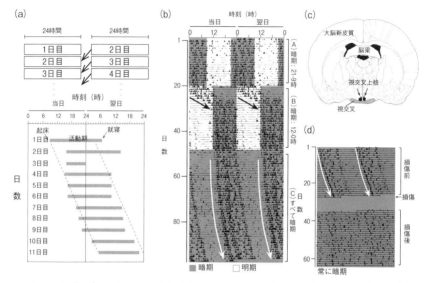

図 6-8　a：ダブルプロット法の見方とヒトに見られるフリーラン・リズム。活動期が徐々にずれ
ていることは，フリーラン・リズムが 24 時間より長いことを示す（Aschoff & Wever, 1962
より筆者作成）。b：明期・暗期（それぞれ白・灰色の背景）と輪回し行動量の関係。例え
ば（A）の期間（1–20 日目まで）では暗期が 21 時，明期が 9 時に始まっている。明期
には輪回し行動はほぼ見られないが，暗期には多く見られる（ラットは夜行性であること
に注意）。黒矢印は「時差ボケ」が，白矢印はフリーラン・リズムが見られていることを
それぞれ示す（川村，1989 より筆者作成）。c：視交叉上核の位置（Paxinos & Watson, 1998
より筆者作成）。d：視交叉上核を外科的に損傷すると恒常条件下で見られていたフリーラ
ン・リズムが消失する（Saitoh et al., 1990 より筆者作成）。

特殊な表示方法を使って，このことについて詳しく解説してゆこう。この方法
では，1 行目には 1 日目と 2 日目の 48 時間分，2 行目には 2 日目と 3 日目の 48
時間分…，というように 2 日を 1 行として活動量などのデータを表示してゆく
（図 6-8a）。すると，恒常条件下（環境が常に暗いなど）でも，覚醒期と睡眠
期が周期的に現れることがわかる。時刻を知らせる外的な手掛りがないのにこ
のような周期が現れるということは，リズムの発生源が体内にあることを示し
ている（体内時計）。さらに注目すべきは，起床している活動期が日を追うに
したがって徐々に右側にずれている点である（図 6-8a の下）。このことは，体
内時計によって生み出されるフリーラン・リズムの周期が 24 時間よりも長い
（約 25 時間）ことを表している。

　ただし，光刺激のある日常生活では，概日リズムがフリーラン・リズムの周期である 25 時間になることはほぼない。なぜならば，概日リズムは明暗の周期や，毎日同じ時間に鳴る目覚まし時計などの外的な刺激に合わせて調節されるからである。概日リズムが，体内時計が生み出す本来の周期を外れて外的な刺激の変化に調子を合わせることを同調，同調を引き起こす外的な刺激を同調因子と呼ぶ。とりわけ，光は強力な同調因子としてはたらく。例えば，1 日のうち 12 時間を暗く（暗期），残りの 12 時間を明るく（明期）した環境でラットを飼育し，いつでも自由に回転輪で走行できるようにしておくと，夜行性であるラットは暗期によく走行し，明期にはあまり走行しないというように，24 時間の明暗周期にぴったり合うように活動量が増減し，フリーラン・リズムは観察できなくなってしまう（図 6-8b の（A）の期間）。このように，日常生活で見られる概日リズムが 24 時間の周期に保たれているのは，本来現れるはずの 25 時間のフリーラン・リズムが同調因子の影響を受けて調節されているためである。

　同調因子が現れる時刻が突然変化すると，いわゆる「時差ぼけ」が起こる。例えば図 6-8b の（A）から（B）の期間にかけて明暗開始時刻を突然変更すると，走行行動が再び明暗に同調するまでには 10 日間ほどを要している。この間は明期なのによく走行し，暗期なのにあまり走行していない時期がある。この現象は，海外に旅行した時に，夜なのに眠れず，昼なのに眠たいという現象と類似している。このように「時差ぼけ」とは，現地の明暗環境などの同調因子に概日リズムが未だ同調できていない状態を指す。

　ほ乳類では，フリーラン・リズムを生み出す体内時計は視交叉上核に存在する。正常なラットでは，恒常条件下においては輪回し行動のフリーラン・リズムが見られるが（図 6-8b の（C）の期間および図 6-8d の損傷前の期間），視交叉上核（図 6-8c）を外科的に損傷すると，それが消失する（図 6-8d の損傷後の期間）。眼球からの光刺激はものを見るための神経経路から分かれて視交叉上核にも入力し，その活動に影響を与えている。光刺激が強力な同調因子としてはたらくのはこのためである。

　メラトニンは睡眠や概日リズムを調整する他，長期的な生体リズムと関係の深い精神疾患と関連することが示唆されている。メラトニンは中脳の松果体で

合成・分泌されるホルモンである。松果体からのメラトニン分泌は視交叉上核からの間接的な入力によって調節されていて，夜間に増加し昼間に減少するという日内変動を持つ。メラトニンは睡眠を誘発し，概日リズムの明暗への同調を促す。例えば，ロゼレム®という薬はメラトニン受容体に促進的に作用して，寝付くのが難しいという不眠症患者の症状を改善する。またメラトニンは，季節性感情障害（特に北欧で，夜の長い冬季に見られるうつ症状で，冬季うつ病とも呼ばれる）との関連もある。ただし，この種の感情障害の治療にメラトニンが有効かについては現時点では信頼性のある結論は得られていない（Kaminski-Hartenthaler et al., 2015）。

章末問題

1．体内の生理的な環境を一定に保とうとするはたらきを（　①　）と呼ぶ。
2．脳の（　②　）は（　①　）にとって重要な部位である。
3．空腹時には胃から（　③　）が分泌されて摂食行動を促進する。
4．満腹時には腸から（　④　）が分泌されて摂食行動を抑制する。
5．脂肪組織から分泌される（　⑤　）は長期的に摂食行動を抑制している。
6．飲水行動は（　⑥　）からの（　⑦　）の分泌によって促される。
7．攻撃行動を測定する代表的な手続きに（　⑧　）がある。
8．視床下部腹内側部・腹外側部にある（　⑨　）受容体発現ニューロンが強く活動すると攻撃行動が，弱く活動すると性行動が誘発される。
9．性行動に関与する部位はオスでは（　⑩　），メスでは（　⑪　）である。
10．（　⑫　）が活動すると脳の活動が覚醒を高める方向に変化する。
11．睡眠には大きく分けて（　⑬　）睡眠と，覚醒状態に似た脳波と急速な眼球運動が記録されるが筋肉運動がない（　⑭　）睡眠の2種類がある。（　⑭　）睡眠は（　⑮　）睡眠とも呼ばれる。
12．睡眠周期には（　⑯　）含有ニューロンが重要な役割を担っている。覚醒中に突然睡眠の発作が起こる（　⑰　）の患者では，このニューロンが欠損している。
13．約1日周期の活動性などの変化を（　⑱　）あるいは（　⑲　）と呼ぶ。

14. 恒常条件下で見られる概日リズムを（　⑳　）と呼ぶ。ほ乳類では，この
　　 リズムの発生源は（　㉑　）である。
15. （　㉒　）というホルモンは睡眠を誘発したり，概日リズムの明暗への
　　 （　㉓　）を促したりする。

引用・参考文献

Aschoff, V. J., & Wever, R.（1962）. Spontanperiodik des Menschen bei Ausschluß aller Zeitgeber. *Naturwissenschaften*, *49*, 337–342.

Bjork, J. M., Dougherty, D. M., Moeller, F. G., & Swann, A. C.（2000）. Differential behavioral effects of plasma tryptophan depletion and loading in aggressive and nonaggressive men. *Neuropsychopharmacology*, *22*, 357–369.

Brown, G. L., Goodwin, F. K., Ballenger, J. C., Goyer, P. F., & Major, L. F.（1979）. Aggression in humans correlates with cerebrospinal fluid amine metabolites. *Psychiatry Research*, *1*, 131–139.

Campfield, L. A., Smith, F. J., Guisez, Y., Devos, R., & Burn, P.（1995）. Recombinant mouse OB protein: Evidence for a peripheral signal linking adiposity and central neural networks. *Science*, *269*, 546–549.

Cummings, D. E., Purnell, J. Q., Frayo, R. S., Schmidova, K., Wisse, B. E., & Weigle, D. S.（2001）. A preprandial rise in plasma ghrelin levels suggests a role in meal initiation in humans. *Diabetes*, *50*, 1714–1719.

Date, Y., Murakami, N., Toshinai, K., Matsukura, S., Niijima, A., Matsuo, H., Kangawa, K., & Nakazato, M.（2002）. The role of the gastric afferent vagal nerve in ghrelin-induced feeding and growth hormone secretion in rats. *Gastroenterology*, *123*, 1120–1128.

堀　忠雄（2008）. 生理心理学—人間の行動を生理指標で測る　培風館

Horne, J.（1988）. *Why we sleep: The functions of sleep in humans and other mammals*. New York: Oxford University Press.

Kaminski-Hartenthaler, A., Nussbaumer, B., Fornerio, C. A., Morgan, L. C., Gaynes, B. N., Sonis, J. H., ...Gartlehner, G.（2015）. Melatonin and agomelatine for preventing seasonal affective disorder. *Cochrane Database of Systematic Reviews*, *11*, CD011271.

川村　浩（1989）. 脳とリズム　朝倉書店

近藤保彦・小川園子・菊水健史・山田一夫・富原一哉（2010）. 脳とホルモンの行動学—行動神経内分泌学への招待　西村書店

Larsson, H., Elmståhl, S., Berglund, G., & Ahrén, B.（1998）. Evidence for leptin regulation of food intake in humans. *Journal of Clinical Endocrinology and Metabolism*, *83*, 4382–4385.

Lee, H., Kim, D. W., Remedios, R., Anthony, T. E., Chang, A., Madisen, L., Zeng, H., & Anderson, D. J.（2014）. Scalable control of mounting and attack by Esr1+ neurons in the ventromedial hypothalamus. *Nature*, *509*, 627–632.

Margetic, S., Gazzola, C., Pegg, G. G., & Hill, R. A. (2002). Leptin: A review of its peripheral actions and interactions. *International Journal of Obesity*, *26*, 1407–1433.

McKinley, M. J., Cairns, M. J., Denton, D. A., Egan, G., Mathai, M. L., Uschakov, A., ...Oldfield, B. J. (2004). Physiological and pathophysiological influences on thirst. *Physiology & Behavior*, *81*, 795–803.

Olivier, B., & Young, L. J. (2002). Animal models of aggression. In K. L. Davis, D. Charney, J. T. Coyle, & C. Nemeroff (Eds.), *Neuropsychopharmacology: The fifth generation of progress* (pp.1699–1708). Brentwood, TN: American College of Neuropsychopharmacology.

Paxinos, G., & Watson, C. (1998). *The rat brain in stereotaxic coordinates* (4th ed.). San Diego, CA: Academic Press.

Pinel, J. P. J. (2003). *Biopsychology* (5th ed.). Boston, MA: Pearson Education. (佐藤敬・若林孝一・泉井　亮・飛鳥井望 (訳) (2005). ピネルバイオサイコロジー——脳―心と行動の神経科学　西村書店)

Saitoh, Y., Nihonmatsu, I., & Kawamura, H. (1990). Location of the suprachiasmatic nucleus grafts in rats which restored circadian rhythmicity after transplantation. *Neuroscience Letters*, *118*, 45–48.

Sakurai, T. (2007). The neural circuit of orexin (hypocretin): Maintaining sleep and wakefulness. *Nature Reviews Neuroscience*, *8*, 171–181.

篠塚一貫・矢野沙織・Kruk, M. R.・黒田公美 (2017). 攻撃性の脳内基盤 II—最近の基礎研究の動向　臨床神経医学, *46*. 1067–1076.

Thannickal, T. C., Moore, R. Y., Nienhuis, R., Ramanathan, L., Gulyani, S., Aldrich, M., ...Siegel, J. M. (2000). Reduced number of hypocretin neurons in human narcolepsy. *Neuron*, *27*, 469–474.

Wasman M., & Flynn J. P. (1962). Directed attack elicited from hypothalamus. *Archives of Neurology*, *6*, 220–227.

第7章

情動・ストレス

 第1節　情動の中枢と制御

(1) さまざまな心の動きと情動

　情動（emotion）に類する語として気分（mood）や感情（affect）などがあり，日常生活内では感覚的に区別しながら用いている。他にも日本語では気持ちや情緒，情念などを例としてさまざまな言葉があり，これらはいずれも心の動きを表す用語として認識されている。例えば「喜怒哀楽」という4つの「心の動き」について，先述したさまざまな言葉のうちいずれを当てはめるのが適切かを考えてみて欲しい。人によって異なったり，個人でも時によって違ったり，もしくは考えれば考えるほどわからなくなったりするのではないだろうか？

　「心」に関する探究を行う心理学では，「心の動き」に関して，このように曖昧なままでは困ってしまう。そこで専門的一般論として，情動と気分を総称する際に感情の語を用いることが多い。そしてこの区分において「情動」とは，①明らかな原因によって引き起こされる，②短時間（数秒から数分）で消えるものであり，③主観（一般的に言うところの「心」）の変化とともに，生理的反応や特定の行動的反応もともなう，④比較的強力な感情である。

　他方「気分」は，長時間にわたる漠然とした感情であり，強い生理的反応などはともなわず，主観的な体験が中心になるものである。感情についても研究者によってさまざまではあるが，ここでは「人が心的過程のなかで行うさまざまな情報処理のうちで，人，物，出来事，環境について行う評価的な反応」(Ortony et al., 1988) という定義で理解しておき，詳しくは感情心理学などで学

びを深めていただきたい。いずれにせよ本章では，『神経・生理心理学』という本書全体の内容に従いつつ上述の定義を踏まえて，「情動」について記すことにする。

(2) 情動の起源に関する古典的理論

　情動が如何にして生じるのかという古典的な理論の代表に，末梢起源説がある。ここで言う末梢とは，脳以外の身体器官のことである。19世紀末にジェームズ（James, W.）が「悲しいから泣くのではなく，泣くから悲しくなる」と訴えた。何らかの刺激によって引き起こされた身体反応を脳が知覚することによって，情動が生じるという説である（図7-1左）。

　脳内で①ある刺激が感覚皮質によって知覚され，②その情報が運動皮質に伝達されて，③身体反応が生じる。④その身体の変化を改めて感覚皮質で体験することが情動体験ということになる。時同じくしてランゲ（Lange, C.）も同様の説を唱えている。ジェームズは内臓諸器官の変化に注目し，ランゲは血管循環器系の身体反応に注目していた。これらの情動の末梢起源説は，ジェームズ-ランゲ説とまとめて総称されるようになっている。

　末梢を情動の起源とする説に対して，身体の変化を知覚できない状態になった人にも情動が生じることや，特に内臓諸器官を中心として身体の反応は情動

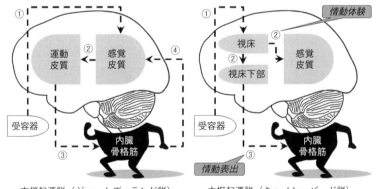

末梢起源説（ジェームズ-ランゲ説）　　中枢起源説（キャノン-バード説）

図7-1　情動の末梢起源説と中枢起源説（筆者作成）

の動きよりも緩やかであることなどの指摘がなされた。そこで20世紀初頭に登場したのが，キャノン（Cannon, W.）とバード（Bard, P.）による情動の中枢起源説（キャノン-バード説）である（図7-1右）。ジェームズの訴えに対して，中枢起源説は，人は「悲しいから泣く」と説かれる。

　キャノンは脳の中で大きな構造を有する視床に注目した。①ある刺激に関する情報が視床に届くと，②その情報が感覚皮質へ至り情動体験が生じる。と同時に視床下部にも情報が通じて，③その情報に基づいて生体内のさまざまな部位で身体の変化，すなわち情動表出が起こるという説である。ジェームズ-ランゲ説での情動が情動体験を指すのに対して，キャノン-バード説での情動は情動体験と情動表出の双方を含めているということになる。

(3) 情動の起源に関する神経科学的基盤

　キャノンは当初，視床や視床下部を切除したネコで怒りの情動が消えることから，視床が情動の中枢であると訴えた。その後バードが，大脳皮質を取り除くことでネコの攻撃的な行動が増加することを見出した。この不特定の対象へ向く過剰な攻撃行動は，視床下部の切除によって収まることも発見された。先に，キャノン-バード説では情動体験と情動表出の双方を含めていると記したが，バードの発見により，怒りという情動を体験した際の攻撃性という情動表出には視床下部がその役割を有し，その表出行動つまり攻撃性を制御することには大脳皮質が重要であると考えられるようになった。

　キャノンとバードに続くパペッツ（Papez, J.）は辺縁系に注目し，特定の閉鎖的な神経回路内を信号が巡っているうちに情動が生じたり，「情動的な色彩」を帯びたりすると説明した。このパペッツの回路（5章参照）が興奮し続けることで発生する情動的な色彩とは，情動体験と情動表出とのいずれにも通じる。パペッツと同時期にヤコブレフ（Yakovlev, P.）は，扁桃体を情動生起の中核に据えた閉鎖回路を考案した（5章参照）。現代に至り，ヤコブレフの回路に比べてパペッツの回路は，情動よりも記憶に関わる機構を多く有すると考えられている。ただし辺縁系自体が情動と記憶の双方に重要な役割を有しており，前章に記された記憶と情動（動機づけ）とには深い関わりがある。

　その後マクリーン（MacLean, P.）は，パペッツの回路へ扁桃体と視床下部，

中隔を加えた大脳辺縁系で，情動の体験とその体験から引き起こされる自律神経系の反応が生じるとした。現在では，大脳辺縁系の中でも特に扁桃体が，情動生起に関わる中枢として重要視されている。情動生起における扁桃体の重要性は，クリューバー（Klüver, H.）とビューシー（Bucy, P.）の発見にも見出せる。彼らによると，扁桃体を含む側頭葉を切除したサルが，恐怖対象であるはずのヘビに近づいたり，食べ物でないものを口にしたり，不適切な対象へ性行動を向けたりという行動の変化を示した。これらの行動異常はクリューバー・ビューシー症候群と呼ばれ，扁桃体の損傷にともなって生じる恐怖心や不安感といった情動に問題を有する状態と考えられている。

　動物モデルを採用した研究によって，扁桃体は大脳皮質を経ずに受容器からの情報を受け取っており，情動の起源へ直接的に関与しているとの指摘もある（Phelps & LeDoux, 2005）。例えばルドゥー（LeDoux, J.）らの実験では，ラットの聴覚皮質を損傷しても恐怖条件づけが成立したが，扁桃体を損傷すると成立しなかった。人においても，うつ病や不安障害といった過剰な不安や恐怖といった情動が生じる疾患で扁桃体が過活動になっていたり，統合失調症などで生じる情動の障害では扁桃体の活動低下が認められたりしている。扁桃体は情動の起始部位としての機能を有しながら，情動にともなう自律神経系や内分泌系などの身体反応の起動にも関わっている。これについては，第3節にて改めて記す。

（4）情動の制御

　脳内の多様な部位の中で，扁桃体では自発的な神経活動が著しく少ない。他の多くの脳内部位が刺激を受けずとも一定程度の活動性を有していることを考慮すれば，情動の起始部位である扁桃体の活動は常に制御されていると考えられる。この制御の役割を担うのが，前頭前野である。1章で紹介されたフィニアス・ゲージ（Phineas P. Gage）の症例についても，コンピューターを用いてその脳損傷部位は両内側前頭前野であったことが再現されている（Damasio et al., 1994b）。この部位を損傷したことによって扁桃体の活動が抑制されなくなり，情動の制御が効かなくなってしまったと考えられる。

　例えば大平ら（Ohira et al., 2006）は，実験参加者の意図的な努力によって，

扁桃体の活動を抑制できたことを PET を用いた研究で報告している。同時に，この意図的な努力の過程において，外側前頭前野の活動が高まることも明らかにしている。fMRI を利用した研究によって，不快な意味を持つ単語を見せられた際に高まる扁桃体の活動が，前頭前野の活動によってもとの状態に戻されることも報告されている（Siegle et al., 2002）。この報告では，うつ病への罹患者では同一の課題で生じる扁桃体の活動が顕著に高く，かつ，その活動が長く持続することも示されている。

　うつ病など情動の問題を有する患者では，前頭前野の機能に不全があり扁桃体を適切にコントロールできなくなっている可能性がある。このため危険がない状況でも不安や恐怖を感じやすくなるなど，さまざまな情動的反応が生じたり持続したりしやすいと考えられている。いずれにせよヒトにおける情動の制御とは，前頭前野のさまざまな部位による意識的または無意識的な扁桃体のコントロールということになりそうである。

　ここで情動の制御に関連して，モノアミン仮説について付記する。うつ状態が，中枢シナプス間隙におけるノルアドレナリンやセロトニンの低下によって生じるとした説である。これら神経伝達物質の再取り込み阻害薬に，抗うつ作用があることから提唱された。セロトニンとノルアドレナリンの他，ドーパミンやアドレナリン，ヒスタミンなどもモノアミン系の神経伝達物質である。モノアミンを含有する神経細胞は脳の全体に軸索を広げており，扁桃体や前頭前野に作用して情動を調節している可能性がある。

 ## 第 2 節　情動の多様性

（1）多様な情動の生起

　人が体験したり表出したりする情動は多様である。さらに気分も含めた感情の種類を挙げれば，微妙なニュアンスの「気持ち」も含まれてくるため数えきれない。このような多様な情動・感情を整理するための理論の 1 つとして，さまざまな感情の基本となる感情（情動）があるとする基本感情論がある。研究者によって 5 種類程度から 10 数種類程度までの幅はあるが，例えばエクマン（Ekman, P.）は，怒り，嫌悪，恐怖，幸福，悲しみ，驚きの 6 種類を基本感

情としている。これらの基本感情は文化普遍的であり，それぞれの感情に応じた特定の表情や姿勢，自律神経系反応があるとされる。これらの基本感情が組み合わされて，より複雑で多様な感情が生起すると考える。

　多様な情動または感情が生じる神経・生理心理学的な理論として，先に記した「情動的な色彩」を生むパペッツの回路による説明は一例である。他の理論として，20世紀中盤にシャクター（Schachter, S.）とシンガー（Singer, J.）が唱えた情動の2要因説も代表的なものである。これはジェームズ－ランゲ説を修正したものであり，身体で生じた生理的覚醒に対する「認知」に注目している。何らかの刺激によって生じる身体反応は，あくまでも覚醒と言える程度のものであり，それを脳が知覚するだけで情動が生じるとは考えない。身体内で生じた生理的覚醒を高次脳領域で認知的に如何に評価するかによって，体験される情動が変化するという説である。つまり，生理的覚醒と，状況に応じた認知系によるラベリングという2要因によって情動体験が生じるとする理論である。このラベリングの仕方によってさまざまな情動が生じると考える。

　その後，ダマシオ（Damasio, A.）がソマティック・マーカー仮説を提唱した（Damasio et al., 1991やDamasio, 1994a）。この説によると情動とは，特定の状況での身体反応（情動表出）とその反応を脳へ伝える情報（ある意味での情動体験）である。先述した辺縁系との深い関連性が指摘される島皮質において，害か無害かなどの情動の直感的なマッピングが行われるが，この情報をソマティック（身体的な）・マーカーと呼ぶ。この情報に基づいて，理性や知性といったより高次の認知機能がはたらくことで人間のより複雑な感情が生じるとする。またこの説によれば「理性的な」ものも含めてすべての行動は，情動のコントロール下にあると考えられる。

　ルドゥー（LeDoux, 2000）による情動の2経路説によっても，情動の多様性を説明できる。この2経路説によると，ある状況で詳細な情報処理を経て複雑な情動・感情を生み出す経路と，瞬時に一定の情動を生じさせる経路の存在を指摘できる。前者の経路では，その状況で得た情報が，視床から大脳皮質を経て扁桃体へ至る（高次回路，または，遅い回路）が，後者では大脳皮質を経ずに直接的に扁桃体へ入る（低次回路，または，早い回路）。低次回路によって瞬時に起動される恐怖などの基本的な情動により，生体はストレス状況など

でさまざまな準備状態を作り上げることができる。さらに思考や判断，イメージや記憶などを司る大脳皮質を経由する高次回路によって，より複雑で多様な情動が生起すると考えられる。

　またパンクセップ（Panksepp, J.）は，より複雑な感情（tertiary processes affects）の基盤として存在する情動（彼は一次過程の感情；primary process affects と称する）の発現には 3 つのパターンがあると述べている（Panksepp, 2011）。①受容器による生体外への外受容的な知覚から生起する感覚的感情（sensory affects），②身体内部で生ずる事柄に対する内受容的な脳による監視から生じる恒常性維持的感情（homeostatic affects），③脳そのものの活動を反映する情緒的感情（emotional affect）の 3 つの機序である。そのうえで，こういった機序の原則および脳におけるその基本的構成は，多生物の間で共通するとも主張している。

（2）情動と表情

　先に紹介した 6 つの基本感情を提唱したエクマンらのグループは，それぞれの基本感情（情動）に応じた表情があり，異文化の人の表情であってもその情動を正しく読み取れることを確認した。この研究が発展したものとして，情動の表情フィードバック仮説がある（Strack et al., 1988 など）。顔面フィードバック仮説とも呼ばれる。人の表情を作り出す表情筋は第 7 脳神経（顔面）に制御されており，この顔面神経核は中脳や大脳皮質などと求心性線維で結ばれている。また情動の種類ごとに，それぞれの表情筋はある程度細分化されてもいる。

　つまりある状況で瞬時に生じる表情という自らの情動表出によって，脳に対するその状況の再伝達がなされるということになる。この過程で脳内においてさまざまな種類の情動体験が生じるとする理論であり，ジェームズ−ランゲ説を踏襲する考え方である。人は日常生活において，他者の表情から感情を読み取ったり，自身の表情で感情を相手に伝えたりしている。同時に，表情を動かすことは自分自身の脳へその状況で感ずるべき情動の基礎を伝え，闘ったり逃げ出したりといったその場でとるべき行動の判断基準を作り上げていると言えそうである。

　最新の研究によって日本人ではエクマンが示した6つの基本感情の表情とは異なるとの知見が報告された（Sato et al., 2019）。情動表出の文化普遍的な内容と文化固有的な内容について，今後のさらなる知見の蓄積が期待される。

 ## 第3節　ストレスと生体反応

(1) ストレス研究のはじまり（セリエの汎適応症候群）

　反応としての情動，情動表出には，表情や姿勢などの筋骨を動かす身体活動だけでなく，生体内で生じる自律神経系や免疫系，内分泌系の反応もある。これらの系は相互に関連しながら，生体を外部環境から防衛する。実際，自律神経系や内分泌系の制御に主要な役割を有する視床下部は，扁桃体の中心核と連結しており，生体内の防衛機能と情動とには深い関連がありそうである。本節ではストレスと生体反応について，神経・生理心理学的な観点から概説し，ヒトの情動と生体内メカニズムの理解につなげたい。

　現代に至る心理学分野でのストレス研究は，セリエ（Selye, H.）が生理学的な意味でストレスの用語を利用したことによってはじまったと言える。セリエは内分泌系の反応を中核に据えながら多くの動物実験を行った。その中で，刺激（ストレッサー）の種類にかかわらず副腎の肥大，胸腺・リンパ節の萎縮，胃と十二指腸の潰瘍といった一定の生理的症状が生じることを発見した。

　これら三大兆候と呼ばれる反応は，生体が外界からの刺激に適応しようとする結果から生ずるとして，汎適応症候群（general adaptation syndrome）と称されるようになった。汎適応症候群には3段階の過程が想定されている。①まずストレッサーと出会った直後は一時的に体内抵抗力の低下が生じるものの，生体機能が整うことによって通常よりも高い抵抗力に至る（警告反応期）。②その後しばらくは抵抗力が維持され，目立つ症状は消えて良好な適応状態が続く（抵抗期）。ただし，③長期間にわたってストレッサーに曝され続けると生体機能が破綻して抵抗力が急減する（疲憊期）。

　この一連の過程をまとめたセリエのストレス学説によって，雑多な原因によって生ずる生体反応を理解しやすくなる。例えば怒りや不安といった情動や緊張から胃潰瘍などのストレス関連性疾患が生じてしまうのはなぜなのか？

ここではある状況を把握したり，そこに適応したり，あるいは闘争逃避したり
するために，情動とともに生体内の反応も生ずると理解してほしい。これは生
体が状況に適応しようとする努力における抵抗の過程である。しかしこの努力
の過程があまりにも長期にわたると疲憊期に至り，結果として心身のさまざま
な症状も出てしまう。

(2) 内分泌系と HPA 軸

　セリエが主に検討した内分泌系反応に関連して，視床下部 – 下垂体 – 副腎皮
質軸（hypothalamic-pituitary-adrenal axis, HPA 軸）のはたらきがある（図 7-2）。
ストレス状況にて視床下部は，コルチコトロピン放出ホルモン（CRH）を放
出して下垂体からの副腎皮質刺激ホルモン（ACTH）の分泌を促す。ACTH は
血流に乗って副腎へ届き，グルココルチコイドが副腎皮質から分泌される。グ
ルココルチコイドは血液によりさまざまな内臓器官へ至り，ストレス状態で血
糖を高めたりして生体を防衛し，恒常性の維持に役立っている。また，分泌さ
れたグルココルチコイドは CRH と ACTH の分泌抑制を促して，ストレス状態
での生体反応を終結させる負のフィードバック作用を起動する。このような
HPA 軸のはたらきは，生体を守る能動的な努力と抵抗の過程である。しかし
この適応への努力の過程が疲憊することで免疫機能や消化機能が不全となり，
身体の多様な症状の発現や，時に心身症などのストレス関連疾患の発症に至る

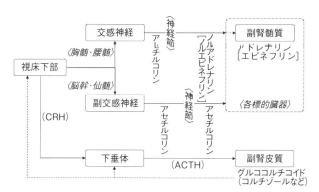

図 7-2　自律神経系・視床下部 – 交感神経 – 副腎髄質軸と，視床下部 –
　　　　下垂体 – 副腎皮質軸（筆者作成）

こともある。また，扁桃体と視床下部が持続して過剰に興奮することで起こる
HPA軸の変調は，抑うつや不安の症状・障害といった心理的反応および精神
的疾患の発症にも関連する。

(3) 自律神経系とSAM軸

　代表的なストレスメカニズムとして，キャノンが注目した自律神経系（auto-
nomic nervous system, ANS系）と，この経路に類する視床下部−交感神経
−副腎髄質軸（sympathetic-adrenal-medullary axis, SAM軸）のはたらきもあ
る（図7-2）。生理学者であったキャノンは，イヌに吠えられたネコを用いた
実験で，心拍数の増加や筋緊張，足底発汗，毛の逆立ちや消化活動の抑制など
といった交感神経の賦活をともなう緊急反応が生じることを発見した。このよ
うな緊急反応は，脅威事態で逃げ出したり闘ったりするために準備態勢を整え
る生体内の反応であり，闘争逃避反応（fight or flight response）と呼ばれて
いる。

　これら胸髄と腰髄から分岐する交感神経系と，脳幹と仙髄に由来する副交感
神経系からなる自律神経系の機能も視床下部で制御されている。交感神経系と
副交感神経系とは，基本的には各内臓器官に拮抗して作用しており，意識とは
無関係に生体内のさまざまな内臓器官の活動を調節している（図7-3）。いず
れの自律神経においても，各内臓器官との連絡には自律神経節という別の神経
細胞を中継する。中枢神経から自律神経節までの神経連絡路を節前線維と呼び，
自律神経節から各内臓器官までの神経連絡路を節後線維と呼ぶ。副交感神経系
の節後線維が短いことが特徴である。

　交感神経系が活発になると節後線維の末端で生ずるノルアドレナリン放出に
よって各内蔵器官への作用が起こる。またSAM軸の過程を経て副腎髄質から
血管内へ分泌されるアドレナリンによる内臓器官への影響もある。これらの作
用は生体内に蓄えられたエネルギーの放出を促すはたらきだと言える。対して
副交感神経系の活動は，エネルギーを産み出して蓄える。例えば迷走神経を経
て放出されるアセチルコリンの作用によって，心拍数を減少させる。また，胃
の収縮を増加させたり消化管の活動を促進したりもする。

　このようにSAM軸の影響も受けながら拮抗してはたらく交感神経系と副交

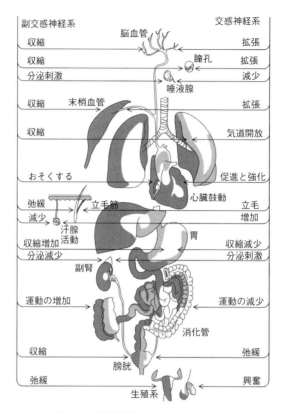

図 7-3　自律神経系の調節（岡田ら，2007）

感神経系の作用によって，生体は適応への努力を常に行っている。しかしながらストレスや情動的な興奮の持続などによって自律神経系のバランスが崩れると，脳も含めた生体内の臓器でのエネルギー産生や供給の機能がうまくはたらかなくなってしまう。このことによって，ストレスにともなう心身の疲弊や，場合によっては心身の疾患に至ることもある。

(4) 免疫系とストレス

　免疫は自己と非自己とを区別して生体を防衛する機能を有している。つまり生体へ侵入した自己の恒常性を脅かす可能性があるウィルスやバクテリアなど

の微生物を攻撃する機構が免疫系である。攻撃すべき対象が生体へ侵入すると，まず初期的に機能する非特異的な免疫反応が生ずる。好中球や単球から分化したマクロファージは，対象を細胞内へ取り込み，分解酵素によって殺菌する。ウィルスに感染した細胞ではインターフェロンが放出され，ウィルスの増殖が抑制される。またナチュラルキラー細胞が，ウィルスに感染したり癌化したりした細胞を飲み込み破壊する。

　これらの非特異的な外敵への攻撃にともない，特定の侵入者へ対抗するための特異的な免疫反応が活性化される。胸腺由来のT細胞は，侵入した微生物の細胞膜上にある抗原をマクロファージが提示することで引き寄せられる。各T細胞は特定の抗原に合致する受容体を有しており，マクロファージと結合することで増殖して侵入者とそれに感染した体細胞を破壊する。また骨髄由来のB細胞も，特定の抗原に対する抗体を有している。その抗原に結合して増殖することで，その抗原に対する抗体を放出するようになる。この放出された多数の抗体が外敵に結合して破壊したり不活性化したりする。

　免疫機能の低下とストレスとの相関関係は，多くの研究で報告されている。例えば，ナチュラルキラー細胞の活性は，急性ストレス状態で増加し，慢性的なストレスの持続で減少する。配偶者が亡くなることで夫の免疫系の機能が低下することや，不快な情動を喚起するだけで特定の免疫反応が減少することも報告されている（Schleifer et al., 1983 など）。しかしストレスや情動にともなう免疫系のメカニズムは，未だ不明なことが多い。自律神経系や内分泌系が免疫機能に影響するメカニズムが無数に想定されることも，メカニズム解明を困難にする一因であろう。例えば，T細胞やB細胞は，HPA軸で分泌されるグルココルチコイドに対する受容体を有している。神経細胞から放出されるさまざまなペプチド神経伝達物質が，免疫系の細胞からも放出されることも明らかになっている。

　第4節　快の情動

(1) 報酬系と快

　本章では，ここまで神経・生理心理学にまつわる情動とストレスに関する諸

説を記してきたが，ネガティブな情動体験・表出やストレス反応に関する内容
が多かった。21世紀に入り潮流となったポジティブ心理学の影響もあり，心
理学分野全体として，快の情動やポジティブ感情の役割などへの注目が集まっ
ている。本章の最後に，この快情動に関連する概説をまとめて付記する。

　オールズ（Olds, J.）とミルナー（Milner, P.）による自己刺激法（self-stimu-
lation method）を用いた動物実験は，報酬系や快情動に関する研究の先駆け
である。ネズミの脳の特定部位に電極を埋め込み，そのネズミによるレバー押
しによってその部位への電気刺激が与えられるようにした実験である（Olds
& Milner, 1954）。内側前脳束などに刺激が与えられるとレバー押し行動の強
化が起こることから，これらの部位は総称して報酬系と呼ばれる（図7-4）。
他方，腹側視床など視床の下領域等への刺激では，レバー押し行動の消去が起
こることから罰系と呼称される。報酬系は生体へ快を生じさせ，罰系は不快を
感じさせる機能を有する部位だと考えられている。

　報酬系はドーパミン作動性神経が集中する中脳の腹側被蓋野から側坐核，さ
らに内側前脳束を経由した内側前頭皮質にまたがっており，罰系に比して広く

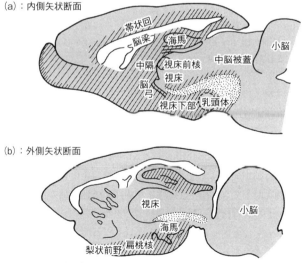

図7-4　ネズミの脳における報酬系と罰系（古河・本田, 1999）
自己刺激により，報酬効果を起こす部位（斜線）と罰効果を起こす部位（点）。

分布していることが解剖学的な特徴である。従来の情動に関する研究では，精神医学や精神薬理学，臨床心理学的な問題の解決を目指したネガティブな側面に注目したものが多かった。しかしながら快の情動を生じるこの広範囲にわたる報酬系の存在を思うと，ヒトという生物にとって如何に快の情動が大切かを示しているようにも見える。

(2) 快情動の役割

　報酬系は，食行動や性行動などに関わっており，生命維持にとって重要な役割を有していると考えられる。しかしながらオールズらが実証したとおり，直接的な電気刺激やコカインなどの薬物使用，化学的刺激によって報酬系にあたる部位は即座に活性化される。そのため，ここでのドーパミン放出が即座に快の情動体験に結びつくと考えることは不適切だと思われる。

　パンクセップは，情動に関する研究が行動主義に偏って展開されてきたことを批判しながら，進化論的な視点を導入した神経・生理心理学的研究の重要性を示唆している（Panksepp, 2011）。報酬系と快情動とを現象学的な視点で結びつけることを避け，主要で基本となる情動としてヒトと他の動物に共通する「探求（欲求）」システムを挙げている。このシステムを，探索の欲求や好奇心を喚起する情動システムと捉えるとわかりやすい。

　彼は快情動ではなく，この「探求（欲求）」の情動システムこそがドーパミン作動性だと訴える。そのうえでこのシステムを有する脳内回路の中心となる内側前脳束の中央に多くのニューロンが密集しており，ドーパミンを最重要としつつも，内因性オピオイドやニューロテンシン，オキシトシン，オレキシンなどのニューロペプチドを含めて，すべての脳内シナプスに関わる物質がこのシステムに関わっていると指摘する。これらの物質が他の基本情動や動機づけに関与することも根拠としながら，さまざまな脳部位で感情の多様性が生じる可能性を指摘する論である。つまりヒトであれ動物であれ，「探求（欲求）」の情動システムによって他の情動が促進されたり，他の情動が有効に機能したりするという新説である。

　近年，ポジティブな情動・感情について，ストレス緩和への有効性が実証されたり，思考や行動のレパートリーを広げて個人の資質を形成しつつ成長を促

す（そのことがさらなるポジティブ情動を生むことにもつながる）という拡張
－形成理論（broaden-and-build theory）が提唱されたりしている（Fredrickson,
1998）。先述したとおりポジティブな情動の役割に関しては未だ知見が少ない。
さらにネガティブな情動も含めてではあるが，情動の表出や体験に関するメカ
ニズムは説や論の域を出ず，解明に至ってはいない。動物行動学や進化論の視
点も投入した学際的な研究，そして目覚ましい開発が進む脳機能測定法等に
よって，情動の神経・生理心理学は今後もますます進展するものと思われる。

章末問題

1．心理学では，短時間（数秒から数分）で消失し，主観の変化とともに，生
　理的反応や特定の行動的反応をともなう感情を（　①　）と呼ぶ。
2．刺激（環境・状況）で生じた身体反応を脳が知覚することで情動が生じる
　とするのは（　②　）説であり，反対に刺激に関する情報が脳に届くこと
　で情動体験が生じ，その結果として生体内のさまざまな部位で情動表出が
　起こるという考えを（　③　）説という。
3．情動の表出や制御には，脳内で（　④　）を中心とした（　⑤　）が関与
　している。
4．身体反応を基にした直感的な情動のマッピングが（　⑥　）で行われ，そ
　の情報に基づいて理性や知性といったより高次の認知機能がはたらくこと
　で人間のより複雑な感情が生じるという考えは（　⑦　）である。
5．ルドゥーによる情動の2経路説によれば，（　⑧　）によって瞬時に起動
　される基本的な情動が生体の闘争逃避への準備状態を整える。また
　（　⑨　）を経由する（　⑩　）によって複雑で多様な情動が生起する。
6．ストレスや情動に関わる自律神経系やHPA軸の中枢は（　⑪　）であり，
　この部位の過剰興奮によって攻撃性や不安，抑うつなどといったいわゆる
　ネガティブな情動が生じる。
7．汎適応症候群の過程として想定される3段階とは，順に（　⑫　），（　⑬　），
　（　⑭　）である。
8．内側前脳束などに刺激が与えられるとネズミのレバー押し行動が強化され

ることから，これらの部位は総じて（　⑮　）と呼ばれ，快を引き起こす
部位だと考えられてきた。

引用・参考文献

Damasio, A. R.（1994a）. *Descartes' error: Emotion, reason, and the human brain*. New York : Putnam Publishing.

Damasio, A. R., Tranel, D., & Damasio, H. C.（1991）. Somatic markers and the guidance of behavior : Theory and preliminary testing. In H. S. Levin, H. M. Eisenberg, & A. L. Benton（Eds.）, *Frontal lobe function and dysfunction*（pp.217-229）. New York : Oxford University Press.

Damasio, H., Grabowski, T., Frank, R., Galaburda, A. M., & Damasio, A. R.（1994b）. The return of Phineas Gage : Clues about the brain from the skull of a famous patient. *Science, 264*, 1102-1105.

Fredrickson, B. L.（1998）. What good are positive emotions? *Review of General Psychology, 2*, 300-319.

古河太郎・本田良行（編）（1999）. 現代の生理学　改訂第3版　金原出版

LeDoux, J.（2000）. Emotion circuits in the brain. *Annual Review of Neuroscience, 23*, 155-184.

大平英樹（編）（2010）. 感情心理学・入門　有斐閣

Ohira, H., Nomura M., Ichikawa, N., Isowa, T., Iidaka, T., Sato, A., Fukuyama, S., Nakajima, T., & Yamada, J.（2006）. Association of neural and physiological responses during voluntary emotion suppression. *Neuroimage, 29*, 721-733.

岡田　隆・廣中直行・宮森孝史（2007）. 生理心理学—脳のはたらきから見た心の世界　サイエンス社

Olds, J., & Milner, P.（1954）. Positive reinforcement produced by electrical stimulation of septal area and other regions of rat brain. *Journal of Comparative and Physiological Psychology, 47*, 419-427.

Ortony, A., Clore, G. L., & Collins, A.（1988）. *The cognitive structure of emotions*. New York : Cambridge University Press.

Panksepp, J.（2011）. The primary process affects in human development, happiness, and thriving. In K. M. Sheldon, T. B. Kashdan, & M. F. Steger（Eds.）, *Designing positive psychology : Taking stock and moving forward*. Oxford : Oxford University Press.

Phelps, E., & LeDoux J.（2005）. Contributions of the amygdala to emotion processing : From animal models to human behavior. *Neuron, 48*, 175-187.

Sato, W., Hyniewska, S., Minemoto, K., & Yoshikawa, S.（2019）. Facial expressions of basic emotions in Japanese laypeople. *Frontiers in Psychology, 12*, online.

Schleifer, S. J., Keller, S. E., Camerino, M., Thornton, J. C., & Stein, M.（1983）. Suppression of lymphocyte stimulation following bereavement. *JAMA, 250*, 374-377.

Siegle, G. J., Steinhauer, S. R., Thase, M. E., Stenger, V. A., & Carter, C. S.（2002）.

Can't shake that feeling : Event-related fMRI assessment of sustained amygdala activity in response to emotional information in depressed individuals. *Biological Psychiatry, 51*, 693–707.

Strack, F., Martin, L. L., & Stepper, S. (1988). Inhibiting and facilitating conditions of the human smile : A nonobtrusive test of the facial feedback hypothesis. *Journal of Personality and Social Psychology, 54*, 768–777.

第8章

高次脳機能障害

　私たちが日々の生活を送るうえで必要な行為は脳の活動（機能）に支えられている。このことに異論をはさむ人はいないだろう。しかし，ある1つの行為に多くの脳機能が関係していることを理解している人は，そう多くないかもしれない。

　例えば，「昨日の出来事を誰かに話す」という行為を取り上げてみよう。その行為に関わる脳の機能として，「記憶（昨日何が起きたのかを覚えている）」と「発語（覚えている内容を話す）」はすぐに理解できるだろう。ところで，私たちは通常，対面で話をする際には相手のほうを向いて話をする。つまり，「話し相手がどこにいるか」を無意識的にではあるが認識している。そして，話を聞いている相手の表情を「見て」，話の内容に興味を持っているかや，内容を理解しているかを「推測・判断」し，必要に応じてより詳しく話をしたり，話す内容を変えたりする。場合によっては「身振り手振り」を交えながら，話をするかもしれない。

　このように，ある行為をするためには多くの脳の機能が関わっている。しかし，事故や病気などにより，脳の機能が正常にはたらかなくなることによって，これらの行為がうまくできなくなってしまうことがある。本章ではそのような「高次脳機能障害」と呼ばれる障害について概観する。

　第1節　高次脳機能障害とは

　個々の高次脳機能障害について述べる前に，そもそも「高次脳機能」とは何か，その障害である「高次脳機能障害」とは何かについて述べる。

　「高次脳機能障害」という言葉を聞いたことがある，あるいはネットや書籍

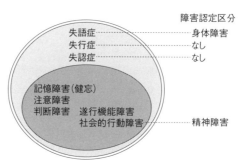

図 8-1　高次脳機能障害の概念（岩田，2011）

などで目にしたことがある人もいるかもしれない。しかし，この言葉は使う人や使われている状況でその内容が異なっている（岩田，2011）。その点を踏まえ，高次脳機能という用語が意味する内容に注目すると，「運動や知覚などの機能を含まない，言語，行為，認知，記憶，注意，判断などの機能」が多くの研究や文献で共通した内容であると言える。そして，これらの機能に生じた障害である，失語，失行，失認，健忘，注意障害，判断障害，などを高次脳機能障害と呼ぶ。

　ただ，医学的・神経心理学的に高次脳機能障害を考える場合には上記の考えでよいが，厚生労働省による高次脳機能障害の定義は，それとは異なる。図8-1に示すように，厚生労働省の定義による高次脳機能障害には記憶障害，注意障害，判断障害などは含まれるものの，医学用語としての高次脳機能障害に含まれている失語症や失行症，失認症は含まれていない。そこで，本章では医学用語としての高次脳機能障害について解説していくこととする。

 ## 第2節　高次脳機能障害各論

　本章では高次脳機能障害として，①記憶障害（認知症含む），②失認・注意障害，③失行・遂行機能障害，④失語症，を取り上げる。

(1) 記憶障害（認知症含む）
　記憶はヒトの認知機能の根幹の1つである。記憶は記銘（記号化），保持（貯

蔵），取り出し・再生（検索）の３つの機能から構成されている。そして，記憶の保持時間や保持可能な情報量によって感覚記憶，短期記憶，長期記憶に分類される。また，記憶内容によって，意味記憶，エピソード記憶，手続き的記憶などに分類される。さらに，医学領域では記憶をある時点からの時間的経過から，即時記憶（数十秒程度），近時記憶（数分から数時間，数日），遠隔記憶（数日以上）に分類することがある。記憶障害とは，この記憶のシステムが障害されることである。そして以下のような行動が見られる場合，何らかの障害があることが疑われる。

・数分前や数時間前，数日前に経験した出来事を覚えていない。
・家族の名前が言えない，いるはずの家族の存在を認めない（子どもがいるのに，「自分には子どもはいない」と答えるなど）。
・自分の持ち物をどこに置いたのかわからない。
・事実ではない内容を事実であるかのように話す（作話）。
・新しい出来事を覚えられない。
・何かモノが欲しい時にその名前を言わず，「あれ」などと言う。　　等

日常生活で問題とされる記憶障害の多くは，エピソード記憶に関するものが多い。エピソード記憶に関する障害は「健忘」もしくは「健忘症」と呼ばれる。

健忘を時間軸から捉えると，逆向性健忘と前向性健忘に分けられる。逆向性健忘は発症時点よりも以前の記憶に障害が見られる。発症時点から時間的に近い記憶内容が障害されやすく，発症時点から時間的に遠い記憶内容は保たれていることが多い。テレビなどで目にすることがある「記憶喪失」の多くは逆向性健忘に該当する。前向性健忘はその逆であり，発症時点以後の記憶に障害が生じる状態である。いわゆる「新しいことを覚えることができない」タイプの健忘であると言える。一般に，健忘が見られる患者は逆向性健忘，前向性健忘がともに見られる。しかし，もう一方の健忘をともなわない，孤立性の逆向性健忘や前向性健忘もまれに見られる。以前は孤立性の逆向性健忘は心因性健忘のみであると考えられてきたが，近年脳の器質的障害による孤立性の逆向性健忘が報告されている。

エピソード記憶に関連した脳部位・神経線維としては，パペッツ（Papez）の回路とヤコブレフ（Yakovlev）の回路がある（5章参照）。ヤコブレフの回

見本図形

R.B.の結果

（発症後6ヵ月）　　（発症後23ヵ月）

健常者の結果

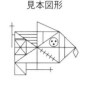
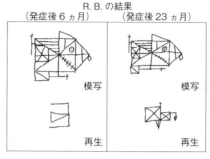
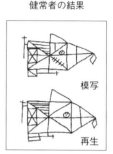

模写

模写

模写

再生

再生

再生

図8-2　R.B.の記憶検査結果（上北，2014）

路は情動の回路として知られているが，近年，情動と記憶との関連が明らかになるにつれ，記憶にも一定の役割を果たしていると考えられるようになっている。

　記憶障害についていくつかの事例を挙げる。記憶研究で有名なH.M.の事例では，てんかん治療のための手術の際に両側の側頭葉内側部が切除された結果，海馬や扁桃体を失った。そして，手術後のH.M.は重度の記憶障害が生じた（5章参照）。また，低酸素脳症により海馬のCA1という領域のみに障害を負ったR.B.も重篤な記憶障害（前向性健忘）が報告されている（Zola-Morgan et al., 1986）（図8-2）。さらに，視床背内側核を損傷したN.A.の事例においても，障害後に重い記憶障害（前向性健忘）を示したことが報告されている（Teuber et al., 1968）。

　しかし，これらの事例において障害が認められたのは宣言記憶であり，手続き的記憶などの非宣言記憶には問題は見られなかった。例えば，H.M.は手術後に鏡映描写の訓練を受けた。課題を何度も繰り返すことで，上達していったが，H.M.自身は鏡映描写の訓練を何日も受けていたことを「忘れて」いた（Milner, 1965）。このことから，宣言記憶と非宣言記憶は異なる記憶システムであることがわかる。

　次に，健忘をきたす疾患について述べる。健忘をきたす疾患にはさまざまなものがある。代表的なものでは，外傷，くも膜下出血，脳梗塞・脳出血，変性疾患（認知症など），ウェルニッケ脳症，ヘルペス脳炎，コルサコフ症候群な

どがある。ここでは認知症とコルサコフ症候群について取り上げることとする。

　認知症はいくつかのタイプがあり，認知症をきたす疾患（原疾患）によって分類され，①アルツハイマー型認知症，②レビー小体型認知症，③前頭側頭葉変性症，④脳血管性認知症の4つが代表的である。ここではアルツハイマー型認知症のみ取り上げる。

　アルツハイマー型認知症は認知症の中で最も多いタイプであり，認知症の40〜45% 程度がアルツハイマー型認知症とされている。主な病理的変化は大脳皮質の萎縮（特に海馬や海馬傍回，扁桃体などの大脳辺縁系）と老人斑，神経原線維変化，の3つである。また，アルツハイマー型認知症では神経伝達物質の1つである，アセチルコリンの減少が見られる。記憶障害が主な症状であり，初期ではエピソード記憶の近時記憶が障害されることが多い（藤井，2016）。

　コルサコフ症候群は健忘や記銘障害，失見当識（自分がいる場所がわからない，今日の日付がわからない，など），作話等を主な症状とする疾患で，ビタミンB1の欠乏による，視床背内側核もしくは両側乳頭体の障害が原因とされている。アルコール依存症による栄養失調が主たる原因とされているが，外傷や脳卒中などの器質的な原因によっても生じる。コルサコフ症候群では逆向性健忘，前向性健忘の両者が見られ，生じた健忘に対して，作話によってつじつまを合わせようとする点も特徴である。

　以上，エピソード記憶の障害について述べてきたが，他の記憶障害についてもいくつか，簡潔に述べておく。

　非宣言記憶の1つである手続き的記憶の障害をきたす疾患として，パーキンソン病がある。パーキンソン病は黒質や線条体でのドーパミンが枯渇することで生じ，歩行が難しくなるといった症状が見られる。これは，手続き的記憶の障害から生じる症状と考えられている。

　他の記憶障害として，左大脳半球のシルビウス溝周囲の損傷・病変によって，言語性短期記憶障害が見られることがある。健常者の場合，暗唱課題（検査者が言った数や単語を繰り返す）は7±2項目が平均的なパフォーマンスであるが，この部位に障害がある患者の場合，それよりも少ない項目数しか答えられない。しかし，長期記憶には問題がないため，言語性短期記憶と長期記憶は別の記憶システムであると考えられている。なお，言語性短期記憶障害が生じる領域は

失語症とも関連している領域であるため，失語がない言語性短期記憶障害はま
れである。

(2) 失認・注意障害

　失認とは，感覚受容器に障害がないにもかかわらず，対象が何であるかを認
識できない状態を言う。ただし，他の感覚を使えば，対象を認識することがで
きる。具体的には，物を見ること自体には問題がないにもかかわらず，コップ
を見ただけでは「これはコップだ」と認識できないが，コップに触らせると「コッ
プだ！」とわかる状態を指す。主な失認とその責任病巣を表 8-1 に示す。これ
らのうち，本書では視覚性失認，聴覚性失認，触覚性失認および注意障害とし
て半側空間無視について説明する。

表 8-1　主な失認とその責任病巣 (椿原，2018 を修正)

名称	考えられている責任病巣
視覚性失認	
物体失認	有意半球の後頭葉底面
色彩失認	有意半球の後頭葉底面
相貌失認	劣位半球の後頭葉底面
純粋失読	有意半球の視覚連合野，劣位半球の視覚連合野から優位半球へ交連する脳梁線維の離断
バリント症候群	両側の頭頂葉・後頭葉境界領域
地誌的障害	劣位半球あるいは両側の側頭葉・後頭葉。前頭葉でも生じる
聴覚性失認	
純粋語聾	優位半球の聴覚野，列半球の聴覚野からウェルニッケ領域へ交連する線維の離断
環境音失認	両側の聴放線あるいは劣位半球の側頭葉・頭頂葉
感覚性失音楽	劣位半球の上側頭回後部
触覚性失認	一側の縁上回
半側空間無視	主に劣位半球の下頭頂小葉。前頭葉や後頭葉でも生じる
半側身体失認	劣位半球の頭頂葉
病態失認	劣位半球の頭頂葉

1)　視覚性失認

　視覚性失認は①統覚型，②統合型，③連合型，の３つのタイプに分けられる。統覚型は個々の視覚情報を全体としてまとめることができず，形が全くわからないタイプである。そのため，図形の模写がほぼ全くと言っていいほどできない。統合型は個々の視覚情報をある程度まではまとめ上げることができるものの，部分と全体を関係づけられないタイプである。図形の模写はできるが，断片的に進め，完成までに時間がかかる。連合型は個々の視覚情報を全体にまとめ上げることはできているが，意味と結びつけることができないタイプである。図形の模写については問題なくできる。

　統合型や連合型の視覚性失認では，特定の種類の対象のみ，認識できないという失認がある。物体失認の他，画像失認や相貌失認，街並失認，色彩失認，純粋失読等が知られている。

　物体失認：物体すべてを視覚的に認知できない。

　画像失認：絵や写真などの二次元画像認識に問題が生じる失認を指す。

　相貌失認：顔を見ても，誰であるかがわからない。目や鼻といった部位の認識には問題は見られないにもかかわらず，「顔全体」からは人物の同定ができない。しかし，声や動き，髪形などは認識できるので，相貌失認の患者はそのような情報に基づいて他者の同定をしている。相貌失認には２つのタイプがあり，「顔を見ても誰であるかはわからないが，性別や年齢等は判断できる」タイプ（連合型と呼ばれる）と「顔を見ても誰かわからず，性別や年齢も判断できない」タイプ（知覚型，あるいは統覚型と呼ばれる）がある。

　街並失認：風景や建物に関する視覚性失認で，よく知っている場所の風景や建物を見ても，今いる場所がどこであるかがわからない。よって，迷子になりやすい。しかし，その場所に特徴的な音を聞いたり，風景の構成物（木，道，家具など）は認識できていたりしているので，それらの情報から，自分が現在どこにいるのかを推測することはできる。

　色彩失認：色彩の認識ができない。色名呼称障害や中枢性色覚障害などと症状が似ているため，それらの障害との違いの見極めが重要である。

　純粋失読：文字を書くことや話し言葉には問題がないが，文字を読むことができない。自分が書いた文字であっても読めない。「ね」を「れ」と呼んでし

まうといった，1文字でも読めない「字性型」と，1文字ずつなら読めるが，単語や文字列になると逐次的にしか読めない「逐次読み型」のタイプに分かれる。

2）聴覚性失認

　その対象により，純粋語聾（ごろう），環境音失認，感覚性失音楽がある。

　純粋語聾：話されている言葉の音を聞いても，何を言っているのかが理解できない。しかし，文字で書かれていると理解できるので，言語理解そのものには問題がない。

　環境音失認：電話の呼び出し音や動物の鳴き声など，環境音の認知が障害される。これらの音を聞いてもその意味が理解できない。右側頭回後部が障害されると生じると考えられている。

　感覚性失音楽：音楽を聴いてもそれを音楽として認識できない。このような患者からすると，車のクラクションも交響曲第5番「運命」も同じ「音」として認識していると考えられており，また，楽器の演奏や歌うことが困難である。

3）触覚性失認

　認識対象による分類は現時点ではなく，また，手に特徴的な症状である。触った物品が何かが認識できない。ただし，見ればその物品が何であるかはわかる。中心後回が障害されると対側の手に生じる（右半球で障害があると左手に生じる）。

　次に注意障害について述べる。注意とは，外的・内的事象の中で，最も重要なものを選択し，それに対する脳の反応を増幅させる機能とされる。神経心理学においては，注意は全般性注意と方向性注意の2つに大別される（田川・佐藤，2004）。

3）全般性注意とその障害

　全般性注意には前頭葉が関わっていると考えられており，①選択性，②持続性，③転換性，④配分性，の4つの機能がある（渡邉，2017）。

　選択性に障害がある患者は，多くの刺激から必要な刺激を取り出すことが難しくなる。例えば，騒がしい場所でも私たちは隣にいる人と会話をすることができる。これは「隣の人の声」に選択的に注意を向け，「周囲の音」に注意を払わないことで可能になるのだが，選択性が障害されると，このようなことができなくなる。

　持続性に障害がある患者のリハビリテーションでは，患者がすぐに作業をやめてしまうことがある。また，本を長時間読むことができなかったり，時間経過につれ，作業ミスが増えたりする（坂本，2007）。注意の持続に障害があるとこのような症状が見られる。比較的軽度な場合は問題とされることは少ないが，症状がある程度のレベルの場合には就学や就業に問題をきたすことがある。

　ある刺激に注意を向けている際に，注意を向けるべき刺激に対して適切に注意を向ける（切り替える）ことを注意の転換性と呼ぶ。電車の中で友人と話していても，降りるべき駅につくと電車を降りようとするのはこの機能が関係している。この機能が障害されると，1つの刺激に対して注意を外すことができず，ミスを犯してしまう。また，注意を1つに定められず，軽い刺激に対しても注意を向けてしまう（いわゆる注意散漫）場合も転換性の障害に含まれる。

　注意の配分は他の機能よりも高度な機能で，同時に複数の作業をする際には必須の機能である。この機能に障害が見られると，料理ができなかったり，自動車の運転に支障が生じたりする。

　全般性注意の障害は他者からはわかりづらい。そのため，「障害のため」ではなく，「本人の努力や能力，性格の問題」と周囲に捉えられてしまうことが珍しくない。そのような周囲の無理解な態度・姿勢のために，新たな問題（孤立，リハビリテーションに対する意欲の低下など）が生じることもある。

4) 方向性注意の障害

　方向性注意の障害としてよく知られているのは「半側空間無視」であろう。半側空間無視とは「大脳半球損傷側の反対側に呈示された刺激を報告する，刺激に反応する，与えられた刺激を定位することの障害」と定義される（Heilman et al., 1993）。どちらの半球の障害でも生じるが，右半球損傷で生じる左半側

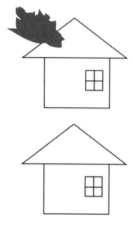

図8-3　どちらの家がいいか？
（高橋, 2010）

空間無視のほうが左半球損傷で生じる右半側空間無視よりも多く，かつ，重症化しやすい（関, 2009）。よって，本書では左半側空間無視について説明する。

　左半側空間無視：患者から見て左側にある物体などを認識できない状態である。左半側空間無視の患者には，

- 食事の際，自分の左側に置かれている料理には手を付けない
- 左側が怪我をしやすい（左側からくる物体などに気づかないため）
- 左側に曲がることが少ない
- 左手でものを持つことはできるが，注意がそれると落としてしまう
- 左側から声をかけられても気づかない

といった行動が見られる。

　左半側空間無視は「あたかも左側だけ見えていない」ような印象を受ける。しかし，マークホーンとハリガン（Marchall & Halligan, 1988）は図8-3のような，左側が火事の家と火事ではない家の図を左半側空間無視の患者に見せ，「どちらの家に住みたいか」と聞いた。すると，患者は上の家（燃えている家）と下の家（燃えていない家）を「同じ」と答えているにもかかわらず，「下の家に住みたい」と答えたことを報告している。このことから，左側の視覚情報も処理されているが，その内容に注意が向けられていないため，「見えない」状態であることがわかる。

　左半側空間無視の主な原因は脳血管障害であり，右半球の下頭頂小葉を中心とする領域や側頭 – 頭頂 – 後頭接合部の障害が考えられている。また，左半側空間無視の患者には「左側を認識していない」という認識（病識）がないことも特徴の1つである。

表 8-2　主な失行とその責任病巣 （椿原，2018 を修正）

名称	考えられている責任病巣
観念失行	優位半球の頭頂葉
観念運動失行	優位半球の頭頂葉下部
肢節運動失行	一側の運動前野
歩行失行	
手指失行	
口腔舌顔面失行	優位半球の下前頭回後部（弁蓋部）〜島前部，または縁上回
着衣失行	劣位半球の頭頂葉
構成障害	優位半球または劣位半球の頭頂葉
離断症候群	脳梁

(3) 失行・遂行機能障害

　失行は失認，失語とあわせて古典的な高次脳機能障害の 1 つである。失行は「運動を遂行する能力が保たれていると考えられ，言語命令やジェスチャーは理解できるのに，遂行できない運動がある状態」とされる（山鳥，1984）。代表的な失行とその責任病巣を表 8-2 に示す。なお，表中にある優位半球とは，言語野がある半球を指す。本書ではその中でも古典的失行として知られている観念運動失行と観念失行，肢節運動失行と，遂行機能障害について述べる。

1) 観念運動失行

　観念運動失行では，社会慣習で意味が決まっている信号的な動作（身振り）や，物品を使う動作を物品なしに行うこと（パントマイム）ができない。例えば患者に「バイバイしてください」と口頭で指示を出したとする。患者は指示の内容を理解しているが，実際に「バイバイ」することができない。「私がすることをまねしてください」と言って，はさみで紙を切るふりをしても，患者は模倣できない（山鳥，1996）。しかし，見舞客が病室を去る時に小さく手を振った際には同じように手を振り返すこと（バイバイ）ができる。また，はさみを切る「真似」はできなくとも，実際にはさみを使って紙を切ることはできる。

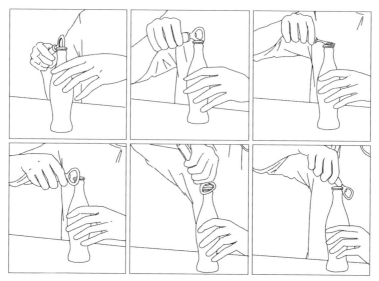

図 8-4　観念失行の例（平山ら，2017 を参考に作成）

2）観念失行

　日常使用している物品を正しく使えなくなった状態を指す。「コーヒーメーカーを用いてコーヒーを淹れる」という動作を例に挙げると，観念失行のある患者はコーヒーの粉を直接コーヒーカップに入れてしまったりする。観念失行は複数の物品を用いる一連の動作において最も強く表れるので，複数の物品を用いた系列動作の障害だけを観念失行とする立場（Poeck, 1987）と，複数の物品であるか否かにかかわらず，系列動作に障害が見られる状態を観念失行とする立場（Morláas, 1928）がある。図 8-4 に観念失行患者が栓を抜く課題を行っている場面を示す。瓶や栓抜きの持ち方，栓抜きを瓶のどの部分にあてるのかは正しく行えているが，栓抜きの面と王冠との角度などが適切ではないので，栓を抜くことができない。

　観念運動失行では実際に物品を使った行為が障害されないのに対し，観念失行では物品を使用することに問題が生じるため，生活上の障害は観念失行のほうが大きい。また，観念運動失行との合併がよく見られる。

3) 肢節運動失行

　自発的な運動や模倣，道具の使用のいずれにおいても，動作が稚拙になる状態を指す。運動に関する記憶が障害されることで，運動がうまくできなくなっていると考えられている。

　失行はその存在は古くから知られているものの，その分類や定義は今も議論が続いており，新たな分類や定義が登場する可能性もある。実際の臨床においては「この患者の状態は○○の定義に合う・合わない」のではなく，「どのような困りごとが生じていて，それはどのような行為ができないからなのか」といった視点で患者の症状を捉える必要がある。

4) 遂行機能障害

　遂行機能とは実行機能とも呼ばれ，「予期，目標選択，プランニング，モニタリング，フィードバックの使用を含む，意図的な問題解決に関係する一連の能力」とされる（Stuss & Benson, 1986）。遂行機能は①目標の設定，②計画の立案，③目標に向けた計画の実施，④効果的な行動，の4つの要素から構成される（加藤，2006）。遂行機能障害は高次脳機能障害の中でもよく見られる障害であるので，臨床場面における対応が必須と言える（岡村，2018）。

　遂行機能障害は歯磨きや食事といった身の周りの動作から学業や仕事，趣味などの社会生活全般に及ぶため，患者の心理社会的状況・背景や傷害の重症度によって症状の出方などは異なる。遂行機能障害は前頭葉の障害で生じることが多いが，他の部位の障害によっても生じることがある。また，障害が比較的軽度な入院患者の場合，病院では患者の行動が管理されているため（患者自身ですべての行動を管理しているわけではない，ということを意味する），遂行機能障害の存在に気づかれない場合もある。

(4) 失 語 症

　失語症は「脳血管障害や頭部外傷，脳腫瘍，炎症などによって大脳の言語領域が損傷され，それまでに獲得されていた言語記号を操作する能力が低下あるいは消失した状態」とされる（山鳥，1985）。失語症に関連する脳の領域としてはブローカ野やウェルニッケ野，その両者をつなぐ神経線維である弓状束が

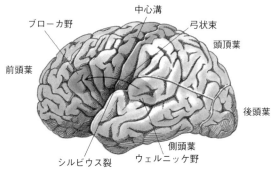

図 8-5　主要な言語領域 (Bloom et al., 2001)

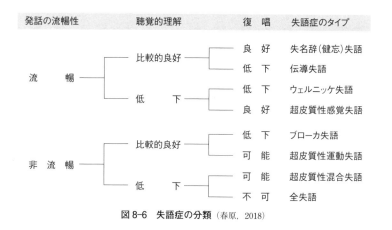

発話の流暢性	聴覚的理解	復唱	失語症のタイプ
流　暢	比較的良好	良　好	失名辞(健忘)失語
		低　下	伝導失語
	低　　下	低　下	ウェルニッケ失語
		良　好	超皮質性感覚失語
非 流 暢	比較的良好	低　下	ブローカ失語
		可　能	超皮質性運動失語
	低　　下	可　能	超皮質性混合失語
		不　可	全失語

図 8-6　失語症の分類 (春原, 2018)

知られている（図 8-5)。失語症にはいくつかのタイプ・分類法があり，現在
最も広く用いられている分類は①発話の流暢性，②聴覚的理解障害の重症度，
③復唱による分類である（春原，2018)（図 8-6)。それぞれのタイプについて
簡潔に述べる。

1) ブローカ失語

　ブローカ野を含む領域が障害されると生じる。運動性失語とも呼ばれる。話
し方が流暢でなくなり，言葉が出にくくなる。例えば，「昨日はどちらに行か
れたのですか？」と聞かれると「あ…き，ぎの…ごえ…」と言った返答になる

（本人は「昨日は公園の桜を見に行った」と言いたい）。ただ，はい・いいえ，で答えられるような質問は問題なく答えられることが多い。上の例で言えば，「公園に行ったのですか？」という質問には「うん」と言ったり，うなずいたりする。ブローカ失語では単語の理解は比較的良好であるが，文章の理解は難しい。文字の読み書きについても正しく行えなくなるケースもある。発話の減少が見られるが，これはブローカ失語で最もわかりやすい特徴と言える。また，発話内容・文章がより短いもの（助詞の省略，単語のみの発語など）へと変化する（失文法）。さらに，単語の音の一部分を置換などによって誤る音韻性錯語が認められる（とけい→とでい，など）。

2）ウェルニッケ失語

　ウェルニッケ野を含む領域が障害されると生じる。感覚性失語とも呼ばれる。発話は流暢であるが，質問などに対し，的外れの返答が見られる。例えば，「お名前をおっしゃっていただけますか？」という問いかけに対し，「最終的に？ようやっと会社の仕事終わって，まぁ自分としては何とも言えないけど，よく晴れていますね」というような返答が見られる。このように，ウェルニッケ失語ではコミュニケーションの成立が難しく，比較的重度の理解障害を示す。発症初期では，話し始めると止まらなくなるような症状が見られることがある。言いたい単語が別の単語に置き換わってしまう「意味性錯誤」や，発話内容が意味不明のものになる「ジャルゴン」といった症状がある。書字能力も強く障害される。

3）伝導性失語

　聴覚性言語性短期記憶障害と音韻性錯語が特徴である。単語レベルの理解は保たれるが，短期記憶障害があるため，長文の理解や復唱が困難である。伝導性失語の患者は病識があるため，単語を言い終えた後に，音の誤りを訂正するために何度も言い直す行動（接近行為）がよく見られる。しかし，言い直した結果，正しい発語になることは多くない。

4) 超皮質性失語

超皮質性失語には3タイプあるが，いずれも復唱が可能という特徴がある。超皮質性運動失語は自発話の減少と発話開始困難，句の短縮化などが見られる。しかし，言語的理解は比較的良好とされている。超皮質性感覚失語は意味理解障害が主な症状で，相手の発話を繰り返す反響言語が見られる。超皮質性混合失語は重度の理解障害および発話障害を特徴としている。

5) 失名辞（健忘）型失語

喚語障害（喚語困難）が見られるタイプである。喚語障害（喚語困難）とは，言いたい言葉が見つからず，言えない状態を指す。例えば，テーブルにあるリンゴをみて，「あのリンゴを切ってくれ」と言いたいにもかかわらず，「リンゴ」という単語を思い出せず，「あのテーブルにある…なんだっけか，その，赤くて丸いやつ…食べるとうまいんだよ…それを切ってくれ」という状態は喚語障害（喚語困難）に該当する。この喚語障害（喚語困難）があるため，指示代名詞の使用が増え，遠回しな表現が多くなる。しかし，失語症の中では最も予後が良いとされる。

6) 全 失 語

最も重度の失語症で，聞く，話す，読む，書く，などの全ての言語機能が強く障害されている。ただ，発話意欲はあるとされている。状況に適切な発語がなく，発語が見られても意味不明なものが多い。

 ## 第3節 高次脳機能障害の理解の重要性

高次脳機能障害にはさまざまなものがあり，時には患者の家族や周囲の人間からは理解困難な行動が見られる。また，高次脳機能障害の患者は心理面でも障害発生以前とは異なった状態を示すものが少なくない（例：怒りっぽくなった，人との関わりを避けるようになった，など）。このような心理面の変化も，高次脳機能障害によって生じたものであることを理解しておく必要がある。患者の変化全てを「高次脳機能障害になったから…」と考えるのは危険であるが，

意欲の減退や感情の不安定化などは高次脳機能障害にともなう変化であることが多い。それを「怠けるようになった」とか「以前は違ったのに…」と本人を責めるような対応を家族がとってしまうと，患者本人は追い込まれてしまう。また，意欲の減退などはうつ病の症状としてもあるため，うつ病と間違われてしまうこともある。その場合には，「安静をとる」という理由で，リハビリの開始が遅くなってしまい，機能の回復が遅れたり，限定的なものになったりしてしまうこともある。

　理解困難な行動や状態を示したときこそ，本人の性格や能力に原因を求めるのではなく，「もしかしてこれも高次脳機能障害から来ているのかも…」と考える姿勢が患者本人の理解に有用であると思われる。

章末問題

1. 「運動や知覚などの機能を含まない，（　①　），行為，認知，記憶，注意，判断などの機能」を高次脳機能と呼ぶ。
2. 古典的な高次脳機能障害は失語，（　②　），失認の3つである。
3. 脳に損傷などが生じた時点から後の記憶の成立に問題が見られる健忘を（　③　）と呼ぶ。
4. パーキンソン病で障害される記憶は（　④　）である。
5. 感覚受容器に障害がないにもかかわらず，対象が何であるかを認識できない状態を（　⑤　）と呼ぶ。
6. 声を聞くと誰であるかわかるのに，顔を見ただけではその人物が誰かを判断できない状態を（　⑥　）と呼ぶ。
7. 神経心理学の観点では，注意は（　⑦　）と方向性注意に大別される。
8. 自分の左側に注意が向かず，左側から声をかけられても気づかない，よく体の左側を電柱などにぶつける，といった特徴を有する方向性注意の障害は（　⑧　）と呼ばれる。
9. 古典的な失行の1つで，パントマイムのように，道具を使わずにそれを使って真似をすることに問題を抱えている失行は（　⑨　）である。
10. 事故や病気などで大脳の言語領域がダメージを受け，それまでに獲得され

ていた言語記号を操作する能力が低下あるいは消失した状態を（　⑩　）と
呼ぶ。（　⑩　）にはいくつかのタイプがある。最も予後が良いのは
（　⑪　）であり，最も重症な（　⑩　）は（　⑫　）である。

引用・参考文献

Bloom, F. E., Nelson, C. A., & Lazerson, A.（2001）. *Brain, mind, and behavior*（3rd ed.）. New York: Worth Publishers.（中村克樹・久保田競（監訳）（2004）. 新・脳の探検　下─脳から「心」と「行動」を見る　講談社）

藤井直樹（2016）. かかりつけ医が認知症・MCIを診る　日本医事新報社

春原則子（2018）. 症候の理解④失語症　緑川　晶・山口加代子・三村　將（編）　公認心理師カリキュラム準拠【神経・生理心理学】臨床神経心理学（pp.149-160）　医歯薬出版

Heilman, K. M., Watson, R. T., & Valenstein, E.（1993）. Neglect and related disorders. In K. M. Heilman & E. Valenstein（Eds.）, *Clinical neuropsychology*（4th ed., pp.279-336）. New York: Oxford University Press.

平山和美・目黒祐子・遠藤佳子（2017）. 観念性失行　平山和美（編）　高次脳機能障害の理解と診察（pp.176-180）　中外医学社

岩田　誠（2011）. Q1　高次脳機能障害とはどのようなものを指すのですか。またどのように分類されるのですか　河村　満（編）　高次脳機能障害Q&A基礎編（pp.3-5）　新興医学出版社

加藤元一郎（2006）. 臨床症状　中島八十一・寺島　彰（編）　高次脳機能障害ハンドブック─診断・評価から自立支援まで（pp.32-34）　医学書院

Marshall, J. C., & Halligan, P. W.（1988）. Blindsight and insight in visuo-spatial neglect. *Nature, 336*, 766-767.

Milner, B.（1965）. Memory disturbance after bilateral hippocampal lesions. In B. Milner & S. E. Glickman（Eds.）, *Cognitive processes and the brain*. Princeton, NJ: Van Nostrand.

Morláas, J.（1928）. *Contribution à l'étude de l'apraxie*. Paris: Thése.

岡村陽子（2018）. 日本版the Jansari assessment of Executive Functionsの作成と予備的検討　専修人間科学論集心理学編, *8*, 23-29.

Poeck, K.（1987）. Ideational apraxia. *Journal of Neurology, 230*, 1-5.

坂本一世（2007）. 注意障害　鈴木孝治・早川裕子・種村留美・種村　淳（編）　高次脳機能障害マエストロシリーズ③リハビリテーション評価（pp.48-54）　医歯薬出版

関　恵子（2009）. 半側空間無視　藤田郁代（編）　高次脳機能障害学（pp.54-62）　医学書院

Stuss, D. T., & Benson, D. F.（1986）. *The frontal lobes*. New York: Raven Press.

田川皓一・佐藤睦子（編）（2004）. 神経心理学を理解するための10章　新興医学出版社

高橋博達（2015）. ブローカ＆ウェルニッケ野　*Brain nursing, 31*, 379-383.

高橋哲也（2010）. 神経難病に挑む　脳の世紀推進会議（編）　脳の発達と育ち・環境─

2007, 2009 世界脳週間の講演より（pp.97-131）　クバプロ

Teuber, H. L., Milner, B., & Vaughan, H. G., Jr.（1968）. Persistent anterograde amnesia after stab wound of the basal brain. *Neuropsychologia*, *6*, 267-282.

椿原彰夫（2018）. 高次脳機能障害とは　椿原彰夫（監修）　種村　純・種村留美（編）リハビリナース別冊　改訂2版　リハビリナース，PT,OT,STのための患者さんの行動から理解する高次脳機能障害（pp.8-15）　メディカ出版

上北朋子（2014）. さまざまな記憶と障害　岡市廣成・鈴木直人（監修）　青山謙二郎・神山貴弥・武藤　崇・畑　敏道（編）　心理学概論　第2版（pp.113-119）　ナカニシヤ出版

渡邉　修（2017）. 交通事故後の高次脳機能障害　日本交通科学学会誌, *17*, 3-11.

山鳥　重（1984）. 古典失行の症候学：その分類上の問題　神経進歩, *28*, 156-161.

山鳥　重（1985）. 神経心理学入門　医学書院

山鳥　重（1996）. 失行の神経機構　脳神経, *48*, 991-998.

Zola-Morgan, S., Squire, L. R., & Amaral, D. G.（1986）. Human amnesia and the medial temporal region: Enduring memory impairment following a bilateral lesion limited to the CA1 field of the hippocampus. *Journal of Neuroscience*, *6*, 2950-2967.

第9章

心の病と発達系の障害

　これまでの章で，心のはたらきが神経系をはじめとする身体のはたらきに位置づけられることを学んだ。ここでは，心のはたらきの不具合，すなわち心の病に関する神経・生理学的知見について紹介したい。それらのすべてを扱うことは難しいので，本章では統合失調症，気分障害（うつ病，双極性障害），不安障害などの心の病と，近年，罹患率の増加が著しい神経発達症をはじめとする発達系の障害について取り上げることとする。

第1節　統合失調症

　統合失調症は，10歳代後半〜30歳代に比較的多く発症する心の病である。主症状として，幻覚（主に幻聴），被害妄想，行動や思考における能動感や自己所属感の喪失などがあり，これらは「陽性症状」と呼ばれている。また，目標に向けて行動するための思考を組織する力が減退し，意欲や自発性が低下する「陰性症状」と呼ばれる症状も見られる。統合失調症では，自らの症状について認識することが困難となる病識の欠如が見られる。そして，これらの結果として，日常生活を送ることが困難となり，対人関係の形成，維持，さらに職業生活に支障を来すこととなる。

　統合失調症の生物学的メカニズムについては，まだ詳細は明らかにされていない。ただ，主要なものとしてドーパミン神経の機能亢進が想定されている。1950年代初期に最初の抗統合失調症薬としてクロルプロマジンが偶然発見された。これはフランスの製薬会社から抗ヒスタミン薬として合成された薬剤であるが，鎮静効果が見出されたことから，統合失調症患者に適用され，一定の効果を得た。次に，ヘビの咬み傷に効く植物の根茎の活性成分であるレセルピ

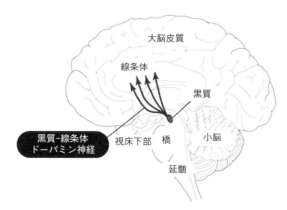

図9-1　黒質-線条体ドーパミン神経（筆者作成）

ンにも抗統合失調症効果が見出された。

　これら2つの薬剤はパーキンソン病と同様の運動変化，すなわち静止時振戦，筋硬直，自発運動減少をともなう。

　パーキンソン病は，黒質-線条体のドーパミン神経（図9-1）が変性し，ドーパミンが減少することで起きる，運動障害を主症状とする神経疾患であることが報告されている（Ehringer & Hornykiewicz, 1960）。そのため，クロルプロマジンやレセルピンはドーパミン神経の機能を低下させ，ドーパミンを減少させることが推測され，逆に，統合失調症ではドーパミン神経の機能が亢進し，ドーパミンが増加するという「統合失調症のドーパミン仮説（ドーパミン理論）」が提唱された。

　現在では，クロルプロマジンはドーパミン受容体のアンタゴニストとして作用することで，レセルピンはシナプス小胞を壊してドーパミンをはじめとするモノアミンを枯渇させることで，ドーパミン神経の機能を低下させることがわかっている（図9-2）。また，健常者に統合失調症の症状を引き起こすアンフェタミンやコカインなどは，ドーパミンをはじめとするモノアミンを増加させることもわかっている。

　その後，統合失調症のドーパミン仮説は，新たな発見とともに洗練化される。最もよく効く抗統合失調症薬であるハロペリドールがドーパミン受容体に対して比較的低い親和性であったのだ。これについて検討が進み，クロルプロマジ

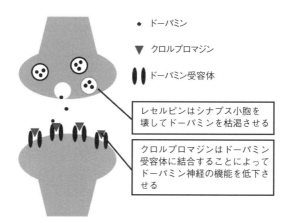

- ● ドーパミン
- ▼ クロルプロマジン
- ▮▮ ドーパミン受容体

> レセルピンはシナプス小胞を壊してドーパミンを枯渇させる

> クロルプロマジンはドーパミン受容体に結合することによってドーパミン神経の機能を低下させる

図9-2　クロルプロマジンとレセルピンの作用機序（筆者作成）

ンはドーパミン受容体の中でも，そのサブタイプである D_1 受容体，D_2 受容体の両方に結合すること，さらに，ハロペリドールは D_2 受容体にのみ結合することがわかった。このことから，統合失調症は，ドーパミン受容体全般ではなく，D_2 受容体の明確な活性亢進が原因となって起こることが推測された。このドーパミン仮説における D_2 受容体の解釈は，統合失調症における神経基盤の理論で最も広く認識されているものである。

　統合失調症について，もう1つ主要な仮説（理論）として，「グルタミン酸仮説（グルタミン酸理論）」がある。この理論では，グルタミン酸作動性神経の機能不全が統合失調症の病態に関与すると考える。歴史的にはまだ若い仮説で，1980 年に患者髄液中のグルタミン酸濃度が低いことが報告されたことがはじまりとされている。発表された当初，再現性がないなどの理由で，この理論には懐疑が持たれた。グルタミン酸受容体には複数種類のサブタイプがあるが（図9-3），このうちの NMDA 受容体を遮断するフェンサイクリジンが統合失調症の症状と酷似する症状を引き起こす。このことから，グルタミン酸理論は再び脚光を浴び，1990 年代から急速に発展したゲノム研究でも，グルタミン酸関連の候補遺伝子として有意な関連を認めている。

　脳画像研究も，統合失調症患者における病変のいくつかを明らかにしている。典型的なものとして，異常に小さい大脳皮質と異常に大きい脳室が報告され，

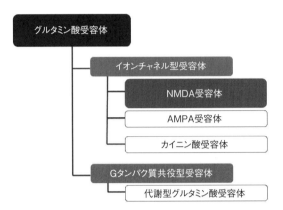

図9-3　グルタミン酸受容体のサブタイプ（筆者作成）

その他にも広範の異常が見つかっている（Frith & Dolan, 1998）。しかし，脳の病変は広範囲であるにもかかわらず，それはランダムに散見されるものではない。皮質では前頭前野，帯状回，内側側頭皮質において異常が認められるのが一般的である。また，驚くべきことにドーパミン神経の構造的変化の証拠はほとんど報告されていない（Egan & Weinberger, 1997；Nopoulos et al., 2001）。統合失調症については，そのメカニズムが未だ十分に解明されたとは言いがたい状況にあり，現在でもなお，心の病における最大の難問となっている。

 ## 第2節　うつ病，双極性障害

うつ病は，抑うつ気分，興味または喜びの喪失などの症状が持続する精神疾患である。一方，双極性障害は，躁状態または軽躁状態とうつ状態を反復する精神疾患である。それぞれ病態が異なるため，個別に見ていきたい。

うつ病に関する双生児研究は，一方が発症した際にもう一方が発症する割合が，二卵性双生児では15％，一卵性双生児では60％であることを報告し，遺伝的素因が病態に深く関わることを示している（MacKinnon et al., 1997）。しかしながら，曝露されるストレスをはじめとする環境の相違もまた，発症のうえで重要な要因となっていることも明らかである。

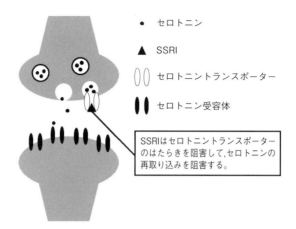

セロトニン

SSRI

セロトニントランスポーター

セロトニン受容体

SSRIはセロトニントランスポーター
のはたらきを阻害して,セロトニンの
再取り込みを阻害する。

図 9-4　SSRI の作用機序 （筆者作成）

SSRI はセロトニントランスポーターのはたらきを阻害して，セロト
ニンの再取り込みを阻害し，シナプス間隙でのセロトニン量を増や
すことで抗うつ効果を示す。

　うつ状態を回復させる抗うつ薬は，先述の統合失調症の節で紹介されたクロ
ルプロマジンと同様に，偶然発見された。モノアミン酸化酵素阻害薬
（monoamine oxidase inhibitor；MAOI）であるイプロニアジドは，当初，結
核の治療薬として開発され，その抗結核効果は認められなかったが，患者が結
核で憂うつになることが減ることから，うつ病の治療薬として用いられるよう
になった。ここから，うつ病にはモノアミンが関与するという「モノアミン仮
説」が広まった。その後，三環系抗うつ薬であるイミプラミンが登場し，これ
はセロトニンやノルアドレナリン（ノルエピネフリン）の再取り込みを阻害し
て，濃度を上昇させる薬剤であった（図 9-4）。現在では，選択的モノアミン
再取り込み阻害薬である，選択的セロトニン再取り込み阻害薬（selective sero-
tonin reuptake inhibitors；SSRI），選択的ノルアドレナリン再取り込み阻害薬
（selective noradrenaline reuptake inhibitors；SNRI）が適用され，セロトニン
作動性神経とノルアドレナリン作動性神経の活動の低下がうつ病の原因である
と考えられている。実際，うつ病の患者では，セロトニン受容体とノルアドレ
ナリン受容体の数が増加するアップレギュレーションという現象が認められて
いる。これは，分泌される神経伝達物質の量が少ない時に起きる現象である。

　うつ病について，もう1つ主要な理論に「素質－ストレスモデル」がある（Nemeroff, 1998）。この場合の素質とは遺伝的感受性を指す。この理論によると，うつ病を発症させる素質を受け継いだ人が，発達早期にストレスに曝されると，ストレスに関わるシステムが感受性の高い状態で機能し続けるようになり，結果として軽いストレッサーに対しても過剰に反応するようになる。この理論を支持する証拠として，実際，うつ病患者の内分泌系はストレスに対して異常な反応を示す。通常，人がストレスに曝されると，副腎皮質から出る糖質コルチコイド（グルココルチコイド）の抗ストレス作用によって，ストレスに抵抗可能な身体の状態が作られる（7章参照）。ストレス負荷により視床下部から副腎皮質刺激ホルモン放出ホルモン（CRH）が分泌されると下垂体前葉からの副腎皮質刺激ホルモン（ACTH）の分泌が促進され，さらにACTHは副腎皮質を刺激し，最終的に糖質コルチコイドが分泌される（図7-2）。海馬，視床下部，下垂体には糖質コルチコイド受容体が存在し，糖質コルチコイドの分泌量が増大すると，これらの部位の受容体を介してCRHやACTHの合成・分泌が抑制される。その結果，糖質コルチコイドの分泌量も抑制されることとなり，これは「ネガティブフィードバック」と呼ばれる（図9-5）。視床下部－下垂体－副腎皮質系はストレスから生体を守る正常な機構の1つであり，同機構におけるネガティブフィードバックは糖質コルチコイドの神経細胞への過度な曝露を抑えるシステムである。うつ病患者では，このネガティブフィードバックが減弱し，糖質コルチコイドが過剰に分泌されてしまうことがわかっている。過剰に分泌された糖質コルチコイドは神経細胞に毒性を示すため，これがうつ病の発症につながっているのではないかと，現在では考えられている（Brown et al., 1999；Holsboer, 2000；Young et al., 2000）。

　双極性障害は，一卵性双生児における一致率が二卵性双生児よりも高いことから，遺伝要因が関与すると考えられている。疾患に関わる複数の候補遺伝子も発見されているが，原因は完全には解明されていない。治療は，薬物療法と心理社会的治療が中心となり，躁状態の急性期には，リチウム，バルプロ酸，カルバマゼピンなどの気分安定薬と，抗精神病薬が薬物療法として有効である。

　リチウムの躁病阻害作用は，これまで紹介した薬剤と同様に偶然発見されたものである。リチウムは，単純な陽イオンであるため，多様な薬理作用のうち

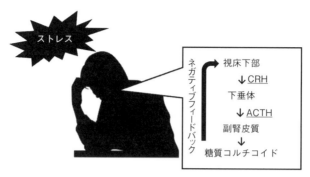

図 9-5　視床下部 − 下垂体 − 副腎皮質系におけるネガティブフィードバック（筆者作成）

どれが治療効果と関係しているのかが十分に解明されていないが，直接的には，Mg^{2+} と拮抗する作用を介していると考えられている。

 ## 第 3 節　不安障害

　不安は，直接的脅威がないにもかかわらず持続する慢性的恐怖であり，もしそれが効果的な対処行動への動機づけになるのであれば，適応的であると考えられる。しかし，不安が強いために正常な機能が破綻してしまう場合は，不安障害と呼ばれる。不安障害はあらゆる精神疾患のうちで最も多く見られ，すべての不安障害は，不安感，頻脈や高血圧などのストレス反応をもたらす。

　不安障害に含まれるものには，漠然とした強い不安感に囚われる全般性不安障害，特定の対象に恐れを感じる恐怖性不安障害，さらには，急激に生じる強い恐怖感とストレス症状に苦しむパニック障害などがある。また，不安を生み出す思考と衝動が反復し，制御できない状態になる強迫症も不安障害に含まれる。

　不安障害の双生児研究における一致率は，二卵性双生児よりも一卵性双生児の方が概ね高いものの，発症の時期や症状は，患者個人の経験を反映することが多い。

　不安障害に対しては，ベンゾジアゼピン系の薬剤とセロトニン受容体の作動

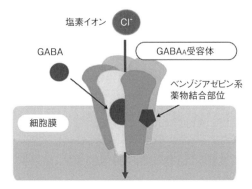

図 9-6　ベンゾジアゼピン系薬物の作用機序（筆者作成）

薬が有効であることから，これらの薬剤の標的が不安障害のメカニズムである
と考えられる。ベンゾジアゼピン系薬物はGABA$_A$受容体に対して作用し，
GABAが結合する部位とは異なる部位に結合して，塩化物イオンの透過性を高
めて神経細胞の活動を抑制する（図9-6）。

　セロトニン受容体の作動薬で不安障害の治療にしばしば処方されるブスピロ
ンは，特に5-HT$_{1A}$受容体に効果がある。また，先述のSSRIも不安障害の治
療に用いられている。

　GABA受容体もセロトニン受容体も脳に広く分布しているが，とりわけ扁桃
体はGABA$_A$受容体の発現量が高い。動物モデルを用いた研究において，扁桃
体へのGABA$_A$受容体の拮抗薬の投与により，全身性に投与したベンゾジアゼ
ピン系薬物の抗不安効果が阻害されることから，扁桃体は不安障害の発症に関
与していることが示唆されている（Davis et al., 1994）。

 第4節　神経発達症

　神経発達症群とは，神経系の発達の不具合が背景に想定されている疾患で，
自閉症スペクトラム障害（autism spectrum disorder；ASD），注意欠陥多動性
障害（attention-deficit hyperactivity disorder；ADHD），学習障害（learning dis-
ability；LD）などが含まれる。

ASD は，①社会的コミュニケーションおよび相互関係における持続的障害，②限定された反復する様式の行動，興味，活動を特徴とする精神神経疾患であり，症状は発達早期の段階で必ず出現し，社会や職業，その他の重要な機能に重大な障害を引き起こす。病因について，遺伝子，神経系，内分泌系におけるさまざまな異常が報告されているが，発症につながる明確な要因は明らかにされていない。

米国シモン財団は ASD 研究サイト（Simons Foundation Autism Research Initiative：SFARI）を開設し（https：//www.sfari.org/），ASD 発症との関わりが示唆される遺伝子のデータベースを公開している（https：//gene.sfari.org／）。データベースには 900 以上の遺伝子が登録されており，これらの遺伝子は ASD 発症との関与の程度が数値化されている。ASD 患者の脳における形態学的異常として，前頭葉での脳回の数，神経細胞数やその配置など，灰白質での異常が報告されている（Casanova et al., 2003：Levitt et al., 2003）。さらに，白質でも異常が報告されており，ASD 患者では短い軸索を含む白質の容量が健常者に比べて増加し，離れた脳領域をつなぐ長い軸索を含む白質の容量は増えない（Herbert et al., 2004）。

ASD 患者の脳では形態学的異常に加えて，社会脳仮説の観点から機能的異常も報告されている。社会脳仮説は「霊長類の進化における脳の大型化（大脳化）は，複雑な社会構造への適応進化として，最もよく説明できる」としている。社会脳仮説の基礎となる比較解剖学研究は，霊長類の異なる種間で，脳の大きさと群れの大きさとの間に強い関連が見られることを報告している（Dunbar, 1998）。霊長類の一種であるヒトの脳機能についても，社会脳仮説の観点から，どのように社会的な環境に適応しているのかを調べることで，社会脳の非定型発達事例として ASD を捉えることが可能となる。

社会的コミュニケーションおよび相互関係を担う社会脳は，限局した脳領域で担われるのではなく，複数の領域に局在すると考えられている（Adolphs, 2003：Brothers, 2002）。例えば，紡錘状回は相手の顔を認識する際にはたらき，上側頭溝は相手の動きや視線，意図などに関する情報を処理する。側頭頭頂接合部や前頭葉内側部は相手の心の状態を推し量る際にはたらき，これらの部位から構成されるネットワークを社会脳と呼ぶ。情動や価値判断に関与する

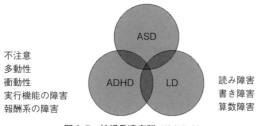

社会的コミュニケーションおよび相互関係における持続的障害
限定された反復する様式の行動，興味，活動

不注意
多動性
衝動性
実行機能の障害
報酬系の障害

読み障害
書き障害
算数障害

図 9-7　神経発達症群（筆者作成）

扁桃体や，動作の理解や模倣などに関与する下頭頂回などの脳領域も社会脳の一部として含むことがある。ASD 患者では社会脳の活動パターンが定型発達者と異なるという報告がある（Frith & Frith, 2010）。一方で，それらは変わらないとの報告もあり（Hadjikhani et al., 2004；Pierce & Redcay, 2008），更なる研究が求められている。

　ADHD は，不注意，多動性，衝動性という症状で定義され，12 歳以前から症状を認める神経発達症である。その病態として，背外側前頭皮質から背側線条体，尾状核に投射され，淡蒼球，黒質，視床下核から視床を経て前頭皮質に至る回路が基盤となる実行機能の障害，さらには，前頭眼窩皮質，前帯状回から腹側線条体，側坐核に投射され，腹側淡蒼球，視床を経て前頭皮質に至る回路が基盤となる報酬系の障害が考えられている。報酬系については，とりわけ，将来の大きな報酬よりも目前の小さな報酬に飛びつきやすくなる，報酬遅延の障害が顕著である。

　LD は，読み障害，書き障害，算数障害のように，「読字・書字・算数」の高次機能が発達に伴って障害されている状況と規定されている。LD の病態メカニズムは，現時点では十分に解明されているとは言いがたい。しかし，近年の fMRI を用いた研究では，一般的に言語野が存在する左半球の異常が指摘されている。また遺伝的要因や胎児期，周産期の母体のアルコールや覚醒剤への曝露，さらには低酸素，未熟児出生なども原因として考えられている。

　これまでに紹介した ASD，ADHD，LD は，合併するケースが多く，それぞれが独立した障害として存在するわけではない。そのため，これらは神経発達

症群として，まとまって理解されることが多い（図 9-7）。

 ## 第 5 節　心の病の神経・生理学的知見の重要性

　この章では，心のはたらきの不具合，すなわち心の病に関する神経・生理学的知見について紹介した。心の病に関する神経・生理学的知見は必要ないとの考え方が未だにあるが，これは誤りである。心理学ではよく言われることだが，人（素人）は他人の行動や自分の行動を説明する際に独自の理論や信念，すなわち「しろうと理論（lay theories）」を用いる。しろうと理論は自分や他人の行動に影響を及ぼすので，その理論が作られる過程や，その理論が行動に与える影響力は心理学の研究対象にもなっている。これは神経・生理学的知見についても同様である。例えば，神経・生理学的知見を含まない心理学の知識を備えていたとすると，心の病や神経発達症の病名や症状を知っているので，身近な人がそれに罹患した場合に，発症自体には気づくことができる。また，臨床心理学を詳しく学んだならば，その症状について理解し，介入することもできるであろう。ただ，先に述べたしろうと理論からもわかるように，人は「わからないこと」に，あれやこれやと想像をめぐらす生き物である。神経・生理学的知見を含まない心理学を学んだ場合，心理学に関するしろうと理論の生成は抑えられても，神経・生理学的知見に関するしろうと理論の生成は抑えられていないので，病状の適切な理解が阻まれるだろう。結果として，これはよい事態を生まない。神経・生理学的知見は日進月歩の勢いで蓄積されている。心の病を神経・生理学的知見に基づいて考えることで，この領域におけるしろうと理論の生成は抑えられ，病状のより具体的な理解とともに，この後，罹患した方がどのようになるのか，自分はその方に何ができるのかという点をうっすらと見通すことができるだろう。統合失調症，気分障害（うつ病，双極性障害），不安障害などの心の病と，近年，罹患率の増加が著しい ASD，ADHD，LD などの神経発達症は，現在でも難治とされている。それらの病状についての神経・生理学的理解が増すと，より一層，自分に何ができて何ができないのかがわかるようになる。ここでの学びをきっかけとして，ぜひ心の病と発達系の障害に関するより深い理解を目指して欲しい。

章末問題

1. クロルプロマジンとレセルピンは（　①　）と同様の運動変化，すなわち静止時振戦，筋硬直，自発運動減少をともなうことから，（　①　）のメカニズムと類似の様式で効果をもたらしていることが推測された。

2. パーキンソン病は，（　②　）が変性して起きる運動障害を主症状とする神経疾患であることが報告されている。

3. クロルプロマジンやレセルピンはドーパミン神経の機能を低下させることが推測され，逆に，統合失調症ではドーパミン神経の機能が亢進しているという「統合失調症の（　③　）」が提唱された。

4. クロルプロマジンはドーパミン受容体の中でも，そのサブタイプである（　④　），（　⑤　）の両方に結合すること，さらに，最もよく効く抗統合失調症薬である（　⑥　）は（　⑤　）にのみ結合することがわかった。

5. グルタミン酸受容体には複数種類のサブタイプがあるが，このうち（　⑦　）を遮断するフェンサイクリジンの副作用が統合失調症の症状と酷似していたことから，グルタミン酸理論は再び脚光を浴びた。

6. （　⑧　）であるイプロニアジドは，当初，結核の治療薬として開発され，その抗結核効果は認められなかったが，患者が結核で憂うつになることが減ることから，うつ病の治療薬として用いられるようになった

7. 三環系抗うつ薬であるイミプラミンは（　⑨　）の再取り込みを阻害して，濃度を上昇させる薬剤である。

8. 現在では，選択的モノアミン再取り込み阻害薬である，（　⑩　）が適用され，セロトニン作動性神経とノルアドレナリン作動性神経の活動の低下がうつ病の原因であると考えられている。

9. うつ病患者では，視床下部−下垂体−副腎皮質系における（　⑪　）が減弱し，（　⑫　）が過剰に分泌されてしまうことがわかっている。

10. 不安障害に対しては，（　⑬　）の薬剤と（　⑭　）の作動薬が有効であることから，これらの薬剤の標的が不安障害のメカニズムであると考えられる。

11. ベンゾジアゼピン系薬物は（　⑮　）に対して作用し，GABA が結合する部位とは異なる部位に結合して，塩化物イオンの透過性を高めて神経細胞の活動を抑制する。

12. セロトニン受容体の作動薬で不安障害の治療にしばしば処方されるブスピロンは，特に（　⑯　）に効果がある。

13. ASD 患者の脳における形態学的異常として，前頭葉での脳回の数，神経細胞数やその配置など，（　⑰　）での異常が報告されている。さらに，（　⑱　）でも異常が報告されており，ASD 患者では短い軸索を含む（　⑱　）の容量が健常者に比べて増加し，離れた脳領域をつなぐ長い軸索を含む（　⑱　）の容量は増えない。

14. ADHD の病態として，背外側前頭皮質から背側線条体，尾状核に投射され，淡蒼球，黒質，視床下核から視床を経て前頭皮質に至る回路が基盤となる（　⑲　）の障害，さらには，前頭眼窩皮質，前帯状回から腹側線条体，側坐核に投射され，腹側淡蒼球，視床を経て前頭皮質に至る回路が基盤となる（　⑳　）の障害が考えられている。

引用・参考文献

Adolphs, R. (2003). Cognitive neuroscience of human social behavior. *Nature Reviews Neuroscience, 4* (3), 165–178.

Brothers, L. (2002). The social brain: A project for integrating primate behavior and neurophysiology in a new domain. In J. T. Cacioppo (Eds.), *Foundations in social neuroscience* (pp.367–385). Cambridge, MA: MIT Press.

Brown, E. S., Rush, A. J., & McEwen, B. S. (1999). Hippocampal remodeling and damage by corticosteroids: Implications for mood disorders. *Neuropsychopharmacology, 21* (4), 474–484.

Casanova, M. F., Buxhoeveden, D., & Gomez, J. (2003). Disruption in the inhibitory architecture of the cell minicolumn: Implications for autism. *Neuroscientist, 9* (6), 496–507.

Davis, M., Rainnie, D., & Cassell, M. (1994). Neurotransmission in the rat amygdala related to fear and anxiety. *Trends in Neurosciences, 17* (5), 208–214.

Dunbar, R. I. (2009). The social brain hypothesis and its implications for social evolution. *Annals of Human Biology, 36* (5), 562–572.

Egan, M. F., & Weinberger, D. R. (1997). Neurobiology of schizophrenia. *Current Opinion in Neurobiology, 7* (5), 701–707.

Ehringer, H., & Hornykiewicz, O. (1960). Verteilung von Noradrenalin und Dopamin (3

-Hydroxytyramin) im gehirn des Menschen und ihr Verhalten bei Erkrankungen des Extrapyramidalen systems. *Klinische Wochenschrift, 38,* 1236–1239.

Frith, C., & Dolan, R. J. (1998). Images of psychopathology. *Current Opinion in Neurobiology, 8* (2), 259–262.

Frith, U., & Frith, C. (2010). The social brain: Allowing humans to boldly go where no other species has been. *Philosophical Transanctions of tha Royal Society Lond B: Biological Sciences, 365* (1537), 165–176.

Hadjikhani, N., Joseph, R. M., Snyder, J., Chabris, C. F., Clark, J., Steele, S., ...Tager-Flusberg, H. (2004). Activation of the fusiform gyrus when individuals with autism spectrum disorder view faces. *NeuroImage, 22* (3), 1141–1150.

Herbert, M. R., Ziegler, D. A., Makris, N., Filipek, P. A., Kemper, T. L., Normandin, J. J., ...Caviness, V. S., Jr. (2004). Localization of white matter volume increase in autism and developmental language disorder. *Annals of Human Biology, 55* (4), 530–540.

Holsboer, F. (2000). The corticosteroid receptor hypothesis of depression. *Neuropsychopharmacology, 23* (5), 477–501.

Levitt, J. G., Blanton, R. E., Smalley, S., Thompson, P. M., Guthrie, D., McCracken, J. T., ...Toga, A. W. (2003). Cortical sulcal maps in autism. *Cerebral Cortex, 13* (7), 728–735.

MacKinnon, D. F., Jamison, K. R., & DePaulo, J. R. (1997). Genetics of manic depressive illness. *Annual Review of Neuroscience, 20,* 355–373.

Nemeroff, C. B. (1998). The neurobiology of depression. *Scientific American, 278* (6), 42–49.

Nopoulos, P. C., Ceilley, J. W., Gailis, E. A., & Andreasen, N. C. (2001). An MRI study of midbrain morphology in patients with schizophrenia: Relationship to psychosis, neuroleptics, and cerebellar neural circuitry. *Biological Psychiatry, 49* (1), 13–19.

Pierce, K., & Redcay, E. (2008). Fusiform function in children with an autism spectrum disorder is a matter of "who". *Biological Psychiatry, 64* (7), 552–560.

Young, E. A., Lopez, J. F., Murphy-Weinberg, V., Watson, S. J., & Akil, H. (2000). Hormonal evidence for altered responsiveness to social stress in major depression. *Neuropsychopharmacology, 23* (4), 411–418.

第 10 章

脳とリハビリテーション

　脳は，神経細胞によって構成されている。それゆえ，損傷によって神経系が障害された場合，それらに起因した心身のさまざまな機能障害が生じる。古典的なリハビリテーションでは，残された機能（残存機能）を用いて日常・社会生活を再獲得するための動作訓練が主なアプローチ法であった。1960 年代には，関節や皮膚の感覚受容器に治療者が触刺激や運動刺激を入力し，間接的ではあるが脳などへの神経系へはたらきかけを行うことで，筋痙縮（筋緊張の異常状態）や異常な姿勢反射（姿勢を調節・保持する反射）を抑制しコントロールするリハビリテーションが行われた。一方で，効果時間が短く永続的な機能回復にまでは至らないことも多かった（近藤，2017）。

　近年，神経科学に基づいた新しいリハビリテーションとして，神経科学リハビリテーション（Kodama, 2017）（以下，神経科学リハ）が発達してきている。神経科学リハとは，神経科学とその関連の研究によって明らかになった脳の理論などの知見を基に介入・考察し，その効果を検証することを目的とする。具体的には，神経系の損傷からの回復（神経機能の再編成）とそれらに起因する機能障害を最小限にするとともに，損傷されていない脳機能による代償を目指す手続きを言う（図 10-1）。実質的には，中枢神経系の機能的・構造的な可塑的（柔軟な）変化や，脳内神経ネットワーク（脳領野間の神経連関）の再構築による回復が起きることが，1980 年代からの神経科学に基づいた動物研究や脳画像解析技術を用いたニューロイメージング研究で示されるようになった。このことが神経科学リハの大きな進展につながった。

　神経科学リハでは，運動機能障害のみならず注意機能，記憶，言語，遂行機能といった心身に生じたさまざまな機能障害に対する治療が行われ，そこでは，①回復の阻害因子となる痛み（慢性的な痛みや切断後の幻肢痛など）を除去し

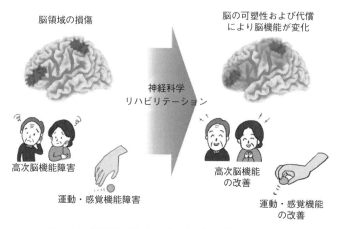

脳領域の損傷

脳の可塑性および代償
により脳機能が変化

神経科学
リハビリテーション

高次脳機能障害

運動・感覚機能障害

高次脳機能
の改善

運動・感覚機能
の改善

図 10-1　神経科学リハビリテーションの概要（筆者作成）

て回復へ向けた環境を作る，②期待される反応（運動主体感）を引き出すための生体神経系への外発刺激（電気，磁気，振動など）および内発刺激（脳内イメージ）を利用する，③運動スキルを再学習する，④社会的コミュニケーションスキルを再獲得する（認知リハビリテーション），⑤残された機能を利用して日常生活活動を再獲得することなどを目標として実施される。

　本章では，高次脳機能障害（遂行機能障害）および運動・感覚機能障害に対するリハビリテーションについて，神経科学的視点から概説する。

　第 1 節　高次脳機能障害に対するリハビリテーション

(1) 高次脳機能とその障害

　人や動物において，身体のあらゆる部位から入力された感覚情報は，脳で分析・統合され，時に記憶として脳内に貯蔵される。この貯蔵された情報に基づいて行動を計画し実行する。これら一連の脳のはたらきが「高次脳機能」である（8 章参章）。これには，知覚，注意機能，判断，記憶，言語，思考，推論，概念形成，行為および遂行機能（ある目標を達成させるために計画的に段取りをつけて行動する機能）などが含まれる。そして，これらの機能を実行させる

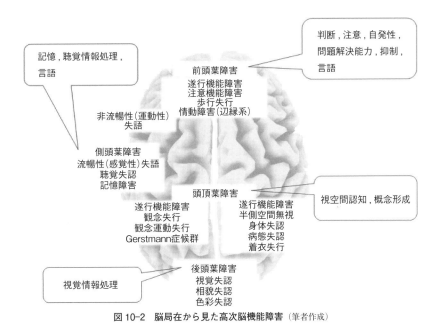

記憶，聴覚情報処理，
言語

判断，注意，自発性，
問題解決能力，抑制，
言語

前頭葉障害
遂行機能障害
注意機能障害
歩行失行
情動障害(辺縁系)

非流暢性(運動性)
失語

側頭葉障害
流暢性(感覚性)失語
聴覚失認
記憶障害

頭頂葉障害

視空間認知，概念形成

遂行機能障害
観念失行
観念運動失行
Gerstmann症候群

遂行機能障害
半側空間無視
身体失認
病態失認
着衣失行

後頭葉障害
視覚失認
相貌失認
色彩失認

視覚情報処理

図10-2　脳局在から見た高次脳機能障害（筆者作成）

神経学的システムは，大脳を中心とした中枢神経系に存在し，無数の神経細胞のネットワークの連携によって成り立っている。この大脳が損傷され高次脳機能が障害された状態を，「高次脳機能障害」と言う。高次脳機能障害は，大脳の形態的あるいは機能的損傷にともない，失語（言葉が上手に話せない・人の話が理解できない），失行（「ハサミなど道具の使い方」や「お茶の入れ方」がわからない）や失認（知覚された対象を認識できない）に代表される比較的局在の明確な症状，注意機能障害や記憶障害など脳内のいくつかの機能が複合的に障害された症状，あるいは問題解決のための判断・遂行機能の障害，行動異常などを呈する状態像などとして現れる。

　具体的にいくつかの側面から高次脳機能障害を捉えてみると，リハビリテーション医学大辞典（上田ら，1996）では，全般的障害と部分的障害があるとしている。全般的障害には急性期の意識障害と慢性期の痴呆が含まれ，部分的障害には失語，失行，失認，記憶障害（健忘），注意障害などがある（これらは脳機能の「空間的・時間的」側面から分類される）（図10-2）。

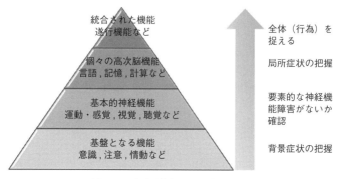

図 10-3　高次脳機能の階層性（筆者作成）

　また，近年臨床的には，階層的に背景症状と局所症状から捉えることも行われている（図 10-3）。まず意識，全般性注意障害，見当識障害，情動変化などの全体像（背景症状）を把握する。そして，局所症状として，言語，計算，行為など主に脳の左半球が司っている機能や，視空間情報処理，注意など主に右半球が司っている機能，さらには両側の脳半球が関わる知覚，注意，判断，記憶，思考および推論などの機能に関する症状を把握する。これらの局所症状から遂行機能などへの影響を捉えるものである。

　一方，厚生労働省の事業として，医療から福祉分野までの高次脳機能障害者への連続したサポートを実現するために，2001 年度より進められてきた「高次脳機能障害支援モデル事業」で規定されている高次脳機能障害は，外傷性脳損傷や脳血管障害などによる器質的脳病変（解剖学的に損傷が認められる病変）を原因とする記憶障害，注意機能障害，遂行機能障害，行動障害などの認知障害となっている。失語，失行および失認は除外されている。これらの背景として，例えば失語などは身体障害者手帳交付の対象であり，言語聴覚士のような国家資格を有する専門職が訓練できることから，この診断基準では除外項目となっている。しかし，規定された障害は，外見からはわかりにくく入院中には気づかれにくいことから，支援サービスなど施策の対象となりにくい。そこでこのような患者への支援対策を推進する観点から事業が立ち上がった（中島，2006）。

　高次脳機能障害の原因疾患としては，外傷性脳損傷（76%），脳血管障害（17

％)，低酸素脳症（3％）が本事業の調査結果から明らかとなった。また，これらの疾患に起因して認められた症状のうち，記憶障害，注意機能障害，遂行機能障害は特に高率に出現する症状であった。そして，これら3症状については，一症例で3つとも併せ持つ率は70％にもなることが明らかとなった。このことは，高次脳機能障害が認知機能障害に属する複数の症状により構成されることを意味する。さらに，原因疾患によって同時に発生した脳機能障害として運動感覚機能障害（片麻痺症状など）などの身体機能障害を併せ持つ患者が調査対象の半数以上（57％）あったことも明らかとなった。つまり，高次脳機能障害者の多くは高次脳機能障害のリハビリテーションだけでなく，身体機能面でのリハビリテーションを受ける必要があることを示唆する。

　このように，高次脳機能障害はいわば多元的な概念を有するものであるため，高次脳機能障害に対するリハビリテーションを1つひとつの機能障害や症状といった単一的要素に対して実施することは困難である。また，高次脳機能以外の要素として運動感覚機能，さらには呼吸・循環機能，摂食・嚥下機能などの身体機能との関係も考慮してリハビリテーションは進められなければならない。高次脳機能障害を改善し機能を高めていくには，これら基本的な機能も含めて身体全体の行動へアプローチすることが重要となる。それによって，心身機能をつかさどる中枢，つまり脳内に張り巡らされた機能ネットワーク全体の再編成を促すことも可能となる。そのために，脳のどの領域の機能（局在機能）に支障をきたしているのかを神経科学的に推測し病態を考えることができれば，症状を的確に捉えることが可能となり，高次脳機能障害者のリハビリテーション創出の足掛かりになるものと思われる。次項では，高次脳機能を構成する機能要素について触れ，中でも，最も高次な機能の1つである「遂行機能」の障害に対するリハビリテーションや支援について考える。

(2) 高次脳機能を構成する機能要素

1) 遂行機能とは

　遂行機能とは，目的を持った一連の活動を有効に成し遂げるために必要な機能を言う（三村，2008）。遂行機能の構成要素としては，①意思，②計画，③目的を持った計画の実行，④効果的な行為の4つが挙げられる。これらの要素

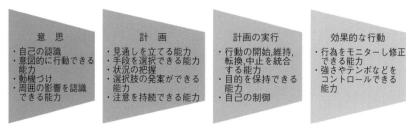

意思
・自己の認識
・意図的に行動できる能力
・動機づけ
・周囲の影響を認識できる能力

計画
・見通しを立てる能力
・手段を選択できる能力
・状況の把握
・選択肢の発案ができる能力
・注意を持続できる能力

計画の実行
・行動の開始,維持,転換,中止を統合する能力
・目的を保持できる能力
・自己の制御

効果的な行動
・行為をモニターし修正できる能力
・強さやテンポなどをコントロールできる能力

図 10-4　遂行機能に必要な要素（堀江, 2014）

には，目的を明確に意図できる能力，目標を達成するために計画を立案できる能力，行動の実行手順を組み立てる能力，実際に行動する能力や行動の結果を評価し効率的に修正できる能力などが必要となる。図10-4には，それぞれの要素に必要とされる能力（堀江, 2014）を具体的に示した。

　遂行機能の本質は，言語・注意・記憶・運動・感情・意欲などのさまざまな高次脳機能を，自身の行動目標や外界からの要求に適合するように適切に制御するはたらきにある。ニューヨーク大学医療センターリハビリテーション医学Rusk研究所で用いられている「神経心理ピラミッド」の概念に基づくと，遂行機能はピラミッドの上位に位置している。

　つまり，上述した脳の各機能は，単に並列的に存在するのではなく階層構造的に捉えるべきで，ピラミッドのより下方に位置する神経心理学的機能が十分にはたらかないと，それより上位の機能を十分に発揮させることができないことを意味する。このことからも，円滑な遂行機能には，階層的に構築される脳のさまざまな高次脳機能が基盤となっていることを忘れてはならない。

2）遂行機能障害とは

　遂行機能障害は，前頭葉（特に背外側部）の障害を中心に起こる。しかし，遂行機能は前頭葉単独の機能ではなく，さまざまな高次脳機能と機能的連関を有するため，他の脳領域の損傷によっても障害が出現する（前頭葉と他の脳領域の神経連絡が絶たれたため）。症状は，「自発性低下」「衝動的な行動」「不安定な感情」「思考と行動の一貫性のなさ」「思考や行動の非柔軟性」「行動のコントロールの困難さ」「自己意識の乏しさ」などが出現する。注意機能や記憶

といった認知機能は遂行機能に密接に関連しているが，遂行機能障害はそれらの障害とは独立した障害とされている（原，2012）。

3）遂行機能障害の評価

① BADS（Behavioural Assessment of the Dysexecutive Syndrome）

　BADS（遂行機能障害症候群の行動評価）は，脳機能損傷によって出現した遂行機能障害を行動的側面から捉えることを目的とした評価である（Wilson et al., 1996）。本邦では日本語版（鹿島ら，2003）も出版されている。「規則変換カード検査」「行為計画検査」「鍵探し検査」「時間判断検査」「動物園地図検査」および「修正6要素検査」の6つの検査で構成され，それぞれの成績結果から0〜4のプロフィール得点を算出する。年齢補正した標準化得点換算後，「障害あり」〜「きわめて優秀」（7段階）に判定する。

② DEX（The Dysexecutive Questionnaire）

　DEX（遂行機能障害質問表）は，機能障害者のより具体的な日常生活状況の評価が必要な場合に，BADS に含まれる質問（DEX）を用いた評価である。DEX には本人用と家族・介護者用があり，20の質問項目について「まったくない（0点）」〜「ほとんどいつも（4点）」の5段階で判定する。両者の点数が一致しない質問項目（一般的に本人の点数が低い）を分析することで障害の定量化が可能となる。

③ TTT（The Tinkertoy Test）

　TTT（発散的思考検査）は，自由構成課題を用いて遂行機能の一部である発散的思考や創造性を評価できる検査である。ティンカートイ（Tinkertoy）と呼ばれるホイール，スティック，コネクターなど形状の異なる50ピースの部品を使用し，時間制限なしに好きなものを自由に作ってもらう。この課題は対象者が目標を決め（何を作るか），計画を立て（どの部品をどう使うか），実際に課題を遂行し（組み立てる）さらに効率的に行動する（失敗の修正）ことが必要とされる。できあがった作品は TTT の作品評価得点として採点基準に基づき採点される。

④前頭葉機能検査

　前頭葉機能検査は，遂行機能に関連した前頭葉機能を評価する検査である。

これまで，前頭葉機能検査（Frontal Assessment Battery at bedside；FAB），ウィスコンシンカード分類課題（Wisconsin Card Sorting Test；WCST），トレイルメイキングテスト（Trail making Test；TMT），前頭葉性行動質問紙（Stroop Test, Frontal Behavioral Inventory；FBI），ハノイの塔課題などさまざまな評価法が作成されている。特に，FAB は「抽象化」，「流暢性」，「プログラム」，「葛藤」，「抑制」および「依存性」の 6 つの検査から構成されており，中でも「葛藤」と「抑制」は遂行機能障害の検出に有用である。しかし，前述したとおり，遂行機能は前頭葉単独の機能ではないため，前頭葉機能検査で異常を認めないこともあることを理解しておくべきである。

⑤神経生理学的評価

　課題遂行時における認知機能を評価する方法として，事象関連電位（event-related potential：ERP）解析がある。これは認知機能を反映した神経生理学的指標を脳波によって計測し評価するものである。ERP は内的・外的刺激に対して反応する脳機能活動に応じた脳波成分であるが，経時的に見ると出現する脳波成分によってその特性が異なっている（図 10–5）。

　遂行機能を評価する際は，これらすべての成分を評価する必要があるが，特に課題遂行（課題に対する反応）時の脳機能状態評価には「P300」成分が重要となる。P300 は，1960 年代にサットンら（Sutton, 1965）が発見した成分

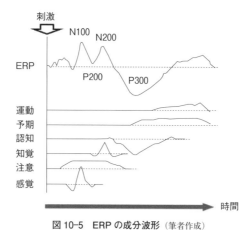

図 10–5　ERP の成分波形（筆者作成）

である。

　P300 を求めるには，通常，オドボール課題と言われる方法を用いる。提示頻度が異なる 2 種類（高頻度刺激と低頻度刺激）の刺激（視覚や聴覚など）をランダムに対象者に提示する。対象者は低頻度刺激をターゲットとしてボタンを押す，あるいは数を数えるようにする。その際の脳波を記録すると，頭頂部優位に刺激提示から約 300ms 後に陽性の波が出現する。この ERP 成分が P300 である（「P」は positive（陽性）の頭文字，「300」は出現潜時である 300ms を表す）。P300 の潜時（刺激提示から成分ピークが認められるまでの時間）は，刺激評価時間であり脳内情報処理時間を反映する。一方，P300 の振幅は，認知資源配分（刺激処理に要する認知資源量）を反映する。兒玉ら（Kodama et al., 2010）は，健常者と遂行機能障害を生じる頭部外傷患者の P300 について視覚オッドボール課題を用いて検討しており，頭部外傷患者は健常者に比べ振幅が低下し，潜時は遅延することを報告している。これらのことから，ERP を用いた神経生理学的評価は，遂行機能障害の評価として有用である。

4) リハビリテーションの実際

　遂行機能障害者へのリハビリテーションとして，神経科学的エビデンスの高い認知リハビリテーションがある。それは①過去に学習した行動パターンの再構築，②障害を受けた神経系を補うための新たな認知パターンの構築，③外的補助手段や環境的な支援を利用できるような新たな神経活動パターンの構築，④生活のさまざまな局面を改善し，生活の質を向上するための自己の認知障害への適応を基盤に行われる（Cicerone, 2002）。方法として，機能そのものの回復を目指す（機能改善型）アプローチ，残存能力を代償させる（能力代償型）アプローチや他の補助手段により補填させる（能力補填型）アプローチ，さらには適応行動の生起頻度を高める（行動変容型）アプローチや環境を整えていく（環境調整型）アプローチがある。

　具体的には，障害の認識や気づきを強化するメタ認知トレーニング，自己教示法，問題解決訓練，目標管理訓練，行動療法的アプローチなどが報告されている。中でもメタ認知を利用したメタ認知トレーニングは認知リハビリテーションアプローチとしての推奨レベルが高い（原，2012）。メタ認知とは，自

己意識，想起，認知と情動の統合といった内的状況の理解と，それらを基盤とした他者理解，共感（心の理論）や社会認知を担う一連の認知過程を言う。前頭葉の一番前方に位置する「前頭極」に障害が起こると，メタ認知機能に障害が生じる。この機能が障害されると，障害への気づきや，セルフモニタリング，行動の修正ができなくなったり，自己評価と他者の客観的評価のずれが起こったりするなど日常生活を遂行するうえでの問題が生じる。メタ認知トレーニングは，障害への気づきを促進させるアプローチであり，対象者に訓練実施前に課題に対する遂行を予測させ，課題終了後に予測と結果のずれを比較し自覚させることをとおして，障害者の自己管理能力の向上や自己意識の修正を図る。

　また，遂行機能障害や社会的行動障害を有する患者は，人・時間・場所が構造化された病院施設内ではあまり問題とならず順調に回復しているように思われても，退院後家庭環境あるいは復職後の職場環境において大きな問題を生じることが多い。したがって脳損傷後に高次脳機能障害を後遺した方の社会復帰に向けては，医療－福祉－労働－地域機関のそれぞれが円滑に連携することが必要と考えられている（深津，2012）。高次脳機能障害者に対する社会支援様式には，就業支援，就学支援，就労・就学準備支援，授産施設支援，小規模作業所支援，在宅支援，施設での生活訓練支援および施設での生活支援の8つがある。これらは高次脳機能障害の重症度や能力に応じて策定される目標到達への支援である。高次脳機能障害支援モデル事業において，就業支援や就学支援を受けた者を，病院で高次脳機能障害者として医学的リハを受けた群と，病院での医学的リハの経験のない群とに分けて分析した結果，原因疾患や重症度などの医学的属性に差がなかったにもかかわらず，医学的リハを受けた群で51％が就業支援および就学支援を受け職場や学校に復帰したのに対して，医学的リハを受けなかった群では17％だった。中島（2006）では，この理由を，医学的リハによる効果と在院中に高次脳機能障害の正確な評価を受けることにより連携したケアが実現されたこととしている。

　高次脳機能障害者の支援には，効果の高いエビデンスに基づいたリハビリテーションを通じて気づき（病態の認識）を高めることが必要である。そのうえで，自身が積極的に取り組めるような環境整備を，家族を含めた多職種が医療・福祉・教育など多領域の機関と連携しながら行っていくことが重要となる。

第 2 節　脳の運動機能障害に対するリハビリテーション

(1) 脳の運動機能とその障害

　中枢神経は，脳および脊髄からなる。運動の中枢機能の概念を理解する際しばしばジャクソンの階層構造の理論（Jackson, 1932）が用いられる。これは，神経機能系が脳の高次連合野（入力された情報を最終統合させる領域）からなる上位レベル，運動野を中心とした中位レベル，脊髄からなる下位レベルの 3 段階の階層性を有するというものであり，より高位の中枢がそれよりも低位の中枢を制御するという構造系列の概念である。下位に中枢を持つ運動ほど反射運動など自動的・粗大的なものとなり，上位になるほど随意的・巧緻的要素の強い運動に関連する制御となる。

　脳血管障害などで起こる運動機能障害は，運動の発現を担う錐体路を中心とした下行性伝導路の構造的破壊により上位・中位レベルが障害され，随意運動が困難または不能になった状態を言う。そればかりでなく，上位・中位レベルからの制御から解放された下位レベルによるパターン化された運動様式，随意的制御のきかない姿勢や動作が出現する。これは脳血管障害後の片麻痺症状に起こる代表的徴候である。随意運動発現のメカニズムとして，はじめに運動の欲求や意図があり，これが具体的な運動の計画・プログラムになって実行に移行する。欲求や意図は主に大脳辺縁系や前頭葉で発動され，それらの情報が大脳連合野（主に補足運動野・運動前野），大脳基底核，小脳などに送られて運動の計画・プログラムが構成される。その内容は，動作目標の決定，運動に関与する筋の選択，筋活動順位の決定や発揮される力の調節などである（齋藤, 1999）。この内容が大脳皮質運動野に伝達され，最終的な運動指令が脳幹を経て脊髄に送られ筋に伝達されて運動となる。

　上位・中位レベルが損傷すると，欲求や意図の発現，プログラムの構成，運動指令過程のいずれかの機能に障害が起きる。さらに，発症から時間が経てば経つほど，自然に機能回復する可能性は低くなり障害が残存する可能性が高くなる。障害の残存は，健常肢の過剰使用を引き起こし，その結果麻痺肢の不使用（機能低下の助長）を招くという悪循環（使用頻度依存可塑的変化）をもた

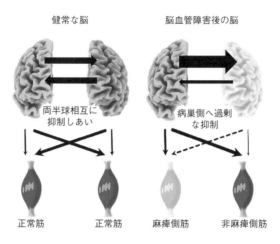

健常な脳　　　　　　　脳血管障害後の脳

両半球相互に
抑制しあい

病巣側へ過剰
な抑制

正常筋　　　　正常筋　　　麻痺側筋　　非麻痺側筋

図 10-6　使用頻度依存による可塑的変化（筆者作成）

らす（図 10-6）。このため，リハビリテーションでは，いかに障害者が能動的
に麻痺肢の使用頻度を落とさず取り組んでいけるかが重要となる。

(2) リハビリテーションの実際

　近年，脳血管障害患者の脳神経機能回復の促進を目的とした神経科学的知見
に基づくリハビリテーションが発展してきている。本リハビリテーションのア
プローチ法の一例に，運動機能再獲得のための内的促通刺激として「運動イメー
ジ」を利用したものがある。これは実際に運動を行うことができない状態であっ
ても，イメージによって身体運動を脳内表象させることで運動実現へ向けた神
経基盤を形成できる可能性を持つ手法である。運動イメージは，脳内での認知
処理過程に，運動対象への心的操作や運動の企図などさまざまな要素を含む。
そのため，目標とする運動に対する対象者自身の能動的な取り組みを通じて，
具体的な運動プランを脳内で生成させることが可能となる。これを実際に運動
機能障害者へ用いる際には，まずは運動イメージによって「自分自身が動かし
ている」という「運動主体感」をしっかりと再構築させることが重要となる。
そのためには，単にイメージさせることだけでは不十分であり，イメージ内容
とイメージした運動の成否を自身が同期的に確認できなければならない。

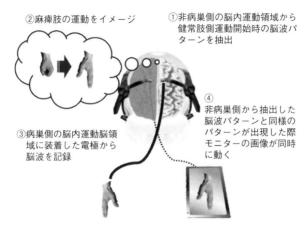

②麻痺肢の運動をイメージ

①非病巣側の脳内運動領域から健常肢側運動開始時の脳波パターンを抽出

④非病巣側から抽出した脳波パターンと同様のパターンが出現した際モニターの画像が同時に動く

③病巣側の脳内運動脳領域に装着した電極から脳波を記録

図 10-7　脳波を用いたリハビリテーションシステム（Kodama et al., 2019）

　兒玉ら（Kodama et al., 2019）は，脳血管障害患者の運動主体感の再構築を目指し，能動的に脳内で作り出された運動イメージと，同期的に視覚情報として入力（フィードバック）される感覚情報を脳内で協応させる能力の向上を図るためのリハビリテーションシステム（Brain-computer Interface：BCI）（図10-7）を考案し介入を行った。その結果，手の運動機能，運動主体感，さらに運動の計画・プログラムを作り出す大脳連合野（補足運動野）の神経活動性に改善が認められた。脳の運動機能障害を有する患者には，前述した「使用頻度依存可塑的変化の修正」が重要な治療原則となる。本システムを利用したアプローチは，麻痺肢の使用を意識させながら，「イメージ（出力）－感覚（入力）情報」をコントロールさせていく新たなリハビリテーションとして有用である。

 ## 第 3 節　これからのリハビリテーション

　本章では，高次脳機能障害や運動機能障害に対する，脳機能再編のための神経科学的理論に基づいたリハビリテーションについて概説した。脳機能をきちんと捉えることは，リハビリテーション治療戦略の選択肢を増やすことにもつながると言える。さらに選択肢が増えるということは，結果的に患者の社会生活自立へ向けた可能性が広がるとも考えることができる。しかしながら，機能

回復には限界や個体差があることも理解しておかなければならない。また，ただ単に脳へ刺激が入力されるということだけでは，機能改善を促すのは難しい。なぜなら，機能改善には患者自身の心のはたらきかけが欠かせないからである。適切な治療と心による脳への積極的なはたらきかけが結びついたとき，リハビリテーションは大きな効力を発揮する。リハビリテーションにおいては，身体機能や高次脳機能を把握することのみならず，価値観や生きがい，環境などさまざまな因子を考慮することが重要である。

章末問題

1．神経科学リハビリテーションとは，神経系の損傷からの回復つまり（　①　）とそれらに起因する（　②　）を最小限にするとともに，損傷されていない脳機能による（　③　）を目指す手続きを言う。

2．高次脳機能障害は，大脳の形態的あるいは機能的の損傷にともない，（　④　）（言葉が上手に話せない・人の話が理解できない），（　⑤　）（「ハサミなど道具の使い方」や「お茶の入れ方」がわからない）や（　⑥　）（知覚された対象を認識できない）に代表される比較的局在の明確な症状，（　⑦　）や（　⑧　）など脳内のいくつかの機能が複合的に障害された症状，あるいは問題解決のための（　⑨　）の障害，行動異常などを呈する状態像などとして現れる。

3．遂行機能障害に対する神経心理学的評価には，脳波成分である（　⑩　）解析が用いられる。

4．遂行機能障害者へのリハビリテーションとして，神経科学的エビデンスの高い（　⑪　）がある。中でも（　⑫　）トレーニングはアプローチとしての推奨レベルが高い。本トレーニングは，（　⑬　）を促進させるアプローチであり，障害者の（　⑭　）能力向上や（　⑮　）の修正を図ることを目的とする。

5．脳血管障害などによる障害の残存は，健常肢の過剰使用を引き起こし，その結果麻痺肢の不使用（機能低下の助長）を招くという悪循環をもたらす。この悪循環のことを（　⑯　）という。

引用・参考文献

Cicerone, K. D., Dahlberg, C., Malec, J. F., Langenbahn, D. M., Felicetti, T., Kneipp, S., ...Catanese, J. (2002). Cognitive Rehabilitation for Traumatic Brain Injury and Stroke: Updated Review of the Literature from 1998 through 2002. Report of the Cognitive Rehabilitation Task Force, Brain Injury-Interdisciplinary Special Interest Group, American Congress Rehabilitation Medicine.

深津玲子（2012）．高次脳機能障害者に対する生活訓練，就労移行支援　高次脳機能研究，*32*（3），355-359.

原　寛美（2012）．遂行機能障害に対する認知リハビリテーション　高次脳機能研究，*32*（2），185-193.

堀江仁志（2014）．遂行機能障害を有する患者への理学療法士の関わり　理学療法，*31*（5），481-489.

Jackson, J. H. (1932). Evolution and dissolution of the nervous system, Croonian Lectures at the Royal College of Physicians, 1884. *In Selected writings of John Hughlings Jackson*（pp.45-75）. London : Hodders and Stoughton.

鹿島晴雄（監訳）（2003）．遂行機能症候群の行動評価　日本版　新興医学出版社

Kodama, T., Katayama, O., Nakano, H., Ueda, T., & Murata, S. (2019). Treatment of medial medullary infarction using a novel iNems training: A case report and literature review. *Clinical EEG and Neuroscience*, doi: 0.1177/1550059419840246.［Epub ahead of print］

Kodama, T., Morita, K., Doi, R., Shoji, Y., & Shigemori, M. (2010). Neurophysiologic analyses in different color environments of cognitive function in patients with traumatic brain injury. *Journal of Neurotrauma, 27*（9），1577-1584.

Kodama, T., & Nakano, H. (2017). Neuroscience-based rehabilitation for stroke patients. *Journal of Neurological Physical Therapy*, InTech, 137-156.

近藤和泉（2017）．ニューロリハビリテーションとは　*Clinical Neuroscience, 35*（5），520-522.

三村　將（2008）．遂行機能障害　鹿島晴雄・大東祥孝・種村　純（編）よくわかる失語症セラピーと認知リハビリテーション（pp.505-515）　永井書店

中島八十一（2006）．高次脳機能障害支援モデル事業について　高次脳機能研究，*26*（3），263-273.

齋藤　宏（1999）．中枢神経の障害（1）中枢神経疾患による運動障害　日本義肢装具学会誌，*15*（2），184-189.

Sutton, S., Braren, M., Zubin, J., & John, E. R. (1965). Evokedpotential correlates of stimulus uncertainty. *Science, 150*, 1187-1188.

上田　敏・大川弥生（1996）．リハビリテーション医学大辞典　医歯薬出版

Wilson, B. A., Alderman, N., Burgess, P. W., Emslie, H., & Evans, J. J. (1996). *Behavioural Assessment of the Dysexecutive Syndrome*（*BADS*）. Bury St Edmunds, England: Thames Valley Test Company.

章末問題解答集

■ 第1章

①生理心理学　②神経心理学　③行動神経科学　④ブローカ　⑤ウェルニッケ　⑥破壊法　⑦刺激法　⑧記録法　⑨脳波（EEG）　⑩fMRI　⑪電気生理学　⑫遺伝子ノックアウト　⑬心電図　⑭脈波　⑮サッケード

■ 第2章

①ニューロン　②樹状突起　③細胞体　④軸索　⑤活動電位　⑥シナプス　⑦神経伝達物質　⑧受容体　⑨イオン　⑩イオンチャネル型　⑪Gタンパク共役型　⑫ホルモン　⑬視床下部　⑭下垂体　⑮成長ホルモン，甲状腺刺激ホルモン，副腎皮質刺激ホルモン，など

■ 第3章

①前頭葉　②一次運動野（中心前回）　③後頭葉　④ブラインドサイト　⑤脳幹網様体　⑥視床　⑦大脳辺縁系　⑧大脳基底核　⑨6層構造　⑩インサイドアウト様式

■ 第4章

①水晶体　②ロドプシン　③神経節細胞　④外側膝状体　⑤耳小骨　⑥有毛（細胞）　⑦蝸牛神経核　⑧嗅上皮　⑨糸球体　⑩孤束核　⑪島皮質　⑫メルケル盤

■ 第5章

①馴化　②シナプス　③鋭敏化　④セロトニン　⑤適切なタイミング　⑥顕在記憶　⑦潜在記憶　⑧海馬　⑨シナプスの可塑性　⑩NMDA受容体　⑪AMPA受容体

■ 第6章

①ホメオスタシス　②視床下部　③グレリン　④コレシストキニン　⑤レプチン　⑥下垂体後葉　⑦バソプレシン　⑧居住者－侵入者テスト　⑨エストロゲンα（ESR1）　⑩内側視索前野　⑪視床下部腹内側部　⑫脳幹網様体　⑬ノン

レム　⑭レム　⑮逆説　⑯オレキシン（ヒポクレチン）　⑰ナルコレプシー　⑱⑲概日リズム，サーカディアンリズム（逆順でも可）　⑳フリーラン・リズム　㉑視交叉上核　㉒メラトニン　㉓同調

■ 第7章

①情動　②末梢起源（ジェームス‐ランゲ）［説］　③中枢起源（キャノン‐バード）［説］　④扁桃体　⑤大脳辺縁系　⑥島皮質　⑦ソマティック・マーカー仮説　⑧低次回路（早い回路）　⑨大脳皮質　⑩高次回路（遅い回路）　⑪視床下部　⑫警告反応期　⑬抵抗期　⑭疲憊期　⑮報酬系

■ 第8章

①言語　②失行　③前向性健忘　④手続き的記憶　⑤失認　⑥相貌失認　⑦全般性注意　⑧左半側空間無視　⑨観念運動失行　⑩失語　⑪失名辞（健忘）型失語　⑫全失語

■ 第9章

①パーキンソン病　②黒質‐線条体のドーパミン神経　③ドーパミン仮説（ドーパミン理論）　④D_1受容体　⑤D_2受容体　⑥ハロペリドール　⑦NMDA受容体　⑧モノアミン酸化酵素阻害薬（MAOI）　⑨セロトニン，ノルエピネフリン　⑩選択的セロトニン再取り込み阻害薬（SSRI），選択的ノルアドレナリン再取り込み阻害薬（SNRI）　⑪ネガティブフィードバック　⑫糖質コルチコイド　⑬ベンゾジアゼピン系　⑭セロトニン受容体　⑮$GABA_A$受容体　⑯5-HT_{1A}受容体　⑰灰白質　⑱白質　⑲実行機能　⑳報酬系

■ 第10章

①神経機能の再編成　②機能障害　③代償　④失語　⑤失行　⑥失認　⑦注意機能障害　⑧記憶障害　⑨判断・遂行機能　⑩事象関連電位　⑪認知リハビリテーション　⑫メタ認知　⑬障害への気づき　⑭自己管理　⑮自己意識　⑯使用頻度依存可塑的変化

事項索引

人名索引

【執筆者一覧】（五十音順，＊は編者）

上北朋子（うえきた・ともこ）＊
京都橘大学総合心理学部教授
担当：第3章，第5章

岸　太一（きし・たいち）
京都橘大学総合心理学部准教授
担当：第8章

兒玉隆之（こだま・たかゆき）
京都橘大学健康科学部教授
担当：第10章

坂本敏郎（さかもと・としろう）＊
京都橘大学総合心理学部教授
担当：第1章，第2章

篠原恵介（しのはら・けいすけ）
関西学院大学大学院文学研究科博士研究員
担当：第4章

髙瀬堅吉（たかせ・けんきち）
中央大学文学部教授
担当：第9章

田中芳幸（たなか・よしゆき）＊
京都橘大学総合心理学部准教授
担当：第7章

畑　敏道（はた・としみち）
同志社大学心理学部教授
担当：第6章

神経・生理心理学

基礎と臨床，わたしとあなたをつなぐ「心の脳科学」

2020 年 4 月 20 日　初版第 1 刷発行	(定価はカヴァーに表示してあります)
2023 年 10 月 10 日　初版第 3 刷発行	

編　者　坂本敏郎
　　　　上北朋子
　　　　田中芳幸
発行者　中西　良
発行所　株式会社ナカニシヤ出版
　　　　〒606-8161　京都市左京区一乗寺木ノ本町 15 番地
　　　　　　　　　　　　Telephone　075-723-0111
　　　　　　　　　　　　Facsimile　075-723-0095
　　　　　　Website　http://www.nakanishiya.co.jp/
　　　　　　Email　iihon-ippai@nakanishiya.co.jp
　　　　　　　　郵便振替　01030-0-13128

装幀＝白沢　正／印刷・製本＝亜細亜印刷
Printed in Japan.
Copyright © 2020 by T. Sakamoto, T. Uekita, & Y. Tanaka
ISBN978-4-7795-1472-2